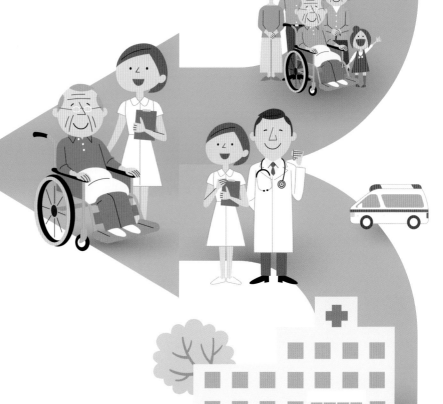

在宅と病院をつなぐ

認知症
対応力アップ
マニュアル

編著 内田陽子

照林社

［　はじめに　］

　年齢が高くなると、認知症有病率も上昇します。わが国は世界的にみても超高齢社会のトップレベルに位置し、それは認知症とともに歩む社会であることを示しています。

　2015年、厚生労働省は『認知症施策推進総合戦略～認知症高齢者等にやさしい地域づくりに向けて～（新オレンジプラン）』を公表しました。その7つの柱（**表1**）のうちの「2．認知症の容態に応じた適時・適切な医療・介護等の提供」をさらに詳細に見てみると（**表2**）、医師や歯科医師、薬剤師、病院勤務の医療従事者、看護職員、認知症介護実践者、認知症地域支援推進員等への認知症対応力等研修会はなされていますが、訪問看護師等在宅ケア職員については不十分な状況があります。

表1　**認知症施策推進総合戦略（新オレンジプラン）の7つの柱**

1．認知症への理解を深めるための普及・啓発の推進
2．認知症の容態に応じた適時・適切な医療・介護等の提供
3．若年性認知症施策の強化
4．認知症の人の介護者への支援
5．認知症の人を含む高齢者にやさしい地域づくりの推進
6．認知症の予防法、診断法、治療法、リハビリテーションモデル、介護モデル等の研究開発及びその成果の普及の推進
7．認知症の人やその家族の視点の重視

表2　**認知症の容態に応じた適時・適切な医療・介護等の提供（主な政策）**

1．かかりつけ医の認知症対応力向上研修・認知症サポート医の養成研修
2．歯科医師・薬剤師の認知症対応力向上研修
3．認知症疾患医療センター
4．認知症初期集中支援チーム
5．病院勤務の医療従事者向け認知症対応力向上研修・看護職員認知症対応力向上研修
6．BPSDガイドライン
7．認知症介護実践者研修会等
8．認知症ケアパス
9．認知症地域支援推進員

表1、2ともに厚生労働省：認知症施策推進総合戦略（新オレンジプラン）https://www.mhlw.go.jp/stf/seisakunitsuite/bunya/0000064084.htmlより引用

　認知症高齢者のほとんどは在宅（自宅・施設等）で暮らしています。そして、認知症高齢者はさまざまな疾患も抱えています。認知症になっても住み慣れた地域で最期まで生活するためには、あらゆる人たちの対応力が必要となります。しかし、訪問看護師をはじめ、在宅ケア職員の認知症対応力については手探りな面も少なくなく、困っているのが現状です。

　一方、2016年の診療報酬改定では、認知症ケア加算が新設され、多くの病院看護師が認知症看護について研修を受けました。そこで私達は、書籍『できる！　認知症ケア加算マニュアル』を出版し、多くの病院での加算運用に活用していただきました。この加算では、病院における認知症患者が長期入院になると減算されることから、早期に在宅へ移行することが鍵となります。しかし、病院看護師は在宅へつなぐことを苦手とし、在宅側の訪問看護師やケアマネジャー等は在宅での認知症ケアについて不安を抱えています。

　本書は、病院から在宅へうまく移行でき、さらに認知症の方の在宅での暮らしが幸せになることを応援するものです。そして、訪問看護師やケアマネジャー、介護職等の在宅ケア職員はもちろん、病院看護師や職員等にも活用していただきたいと思い、刊行にあたりました。本書でいう「在宅」とは、主に「自宅」を中心に考えることにしています。本書が、認知症の方の自宅生活を支えるケアに役立つことができれば幸いです。

2020年2月

群馬大学大学院保健学研究科老年看護学教授　**内田陽子**

CONTENTS

装丁：関原直子

表紙イラストレーション：SUNNY.FORMMART

本文イラストレーション：たかなかな、SUNNY.FORMMART

本文DTP：明昌堂

執筆者一覧 （敬称略）

■編著

内田陽子　　　群馬大学大学院保健学研究科老年看護学教授

■執筆 （掲載順）

山口晴保　　　群馬大学名誉教授、認知症介護研究・研修東京センターセンター長

伊東美緒　　　群馬大学大学院保健学研究科老年看護学准教授

小板橋梨香　　群馬大学医学部附属病院看護部／老人看護専門看護師

河端裕美　　　公益財団法人脳血管研究所附属美原記念病院看護部看護師長
　　　　　　　／老人看護専門看護師

梨木恵実子　　群馬大学大学院保健学研究科老年・在宅看護学助教／老人看護専門看護師

佐藤文美　　　認定NPO法人じゃんけんぽん 複合型サービスじゃんけんぽん観音寺
　　　　　　　訪問看護管理者 計画作製担当／老人看護専門看護師

山上徹也　　　群馬大学大学院保健学研究科リハビリテーション学講座准教授

福田未来　　　認定NPO法人じゃんけんぽん 看護小規模多機能の家じゃんけんぽん金井淵
　　　　　　　訪問看護管理者／老人看護専門看護師

小山晶子　　　群馬大学大学院保健学研究科老年看護学助教

山口智晴　　　群馬医療福祉大学リハビリテーション学部作業療法専攻専攻長 教授

小池彩乃　　　公立富岡総合病院看護部／老人看護専門看護師

内田恵美子　　一般社団法人日本在宅ケア教育研究センター代表理事
　　　　　　　株式会社日本在宅ケア教育研究所代表取締役

島内　節　　　一般社団法人日本在宅ケア教育研究センターセンター長

戸谷幸佳　　　群馬県立県民健康科学大学講師／老人看護専門看護師

宮澤真優美　　群馬県社会福祉事業団特別養護老人ホーム高風園高齢者あんしんセンター
　　　　　　　／老人看護専門看護師

第 1 章

認知症の病態・症状

認知症の原因疾患と病態・治療

山口晴保

認知症の特性を知る

　認知症の法律上の定義は、介護保険法第五条の二に「脳血管疾患、アルツハイマー病その他の要因に基づく脳の器質的な変化により日常生活に支障が生じる程度にまで記憶機能及びその他の認知機能が低下した状態をいう」と示されています[1]。

　認知機能障害によって生活に支障が出た状態が認知症です。認知テストが基準点以下で認知機能障害が示されますが、加えて生活に支障を生じていることが認知症診断の要件です。認知症の人は生活の困難を抱えています。初期には金銭管理や服薬管理といった生活管理（IADL：手段的日常生活動作）障害がみられ、進行すると更衣・整容などのADLが低下します。したがって、「生活を支援する」という視点がきわめて重要です。

軽度認知障害（MCI）

1．健常からMCIを経て認知症に進行する過程（アルツハイマー型認知症を例として）

　健常と認知症の中間的な状態を軽度認知障害（mild cognitive impairment：MCI）といいます。健常からMCIを経て認知症に進行していく過程を、アルツハイマー型認知症を例に説明します。

　脳に老人斑（β蛋白異常蓄積）や神経原線維変化（タウ蛋白異常蓄積）が多量に出現することがアルツハイマー型認知症の病理ですが、これらの病変はアルツハイマー型認知症を発症する20〜30年前から脳に出現しはじめます（この時点でアルツハイマー病が始まったとします）。そして、徐々にその出現範囲と蓄積量が増えていくのですが、始めの20年くらいは症状がありません（アルツハイマー病の無症状期）。脳には余力があるからです。しかし、認知症発症の5年くらい前からもの忘れが強くなります。この発症前5年ほどの期間は、記憶障害が年相応よりも強い点で正常ではなく、生活に支障がない点で認知症ではないので、アルツハイマー病によるMCIです。レビー小体型認知症や血管性認知症でも、それらの病変に起因するMCIがあり、脳病変の進行に伴って、それぞれの型の認知症に移行します。

2．他疾患からみたMCI

　一方、うつ病では記憶障害が出てくるのでMCIとなることがあります。心不全や呼吸不全などの内科疾患によって脳への酸素補給が低下することでMCIになる場合があります。また、抗不安薬など脳の働きを抑える薬剤でMCIになる場合があります。これらは、抗うつ薬投与・内科治療・原因薬剤中止などの対応で健常に戻るので、「可逆性」のMCIです。運動不足や閉じこもりなどでMCIになっている場合も、運動や他者との交流などで健常レベルに戻る可能性があります。

　このように、MCIは健常と認知症の中間状態で、適切な対応で認知症への進行を遅らせたり、健常に戻ることが可能な点で重要な時期となります。

認知症の病態

1．アルツハイマー型認知症の病態

　アルツハイマー型認知症ではβ蛋白とタウ蛋白が多量に異常蓄積することが原因になると前述しました。同様に、レビー小体型認知症ではαシヌクレインという蛋白が、前頭側頭型認知症ではタウ蛋白やTDP-43蛋白が異常蓄積します。

　では、なぜ異常に溜まるのかというと、加齢が最大の要因です。β蛋白を例にすると、40歳代の健常者で5％程度、70歳代では約半数の健常人で脳内異常蓄積が始まっています（アルツハイマー病の始まり）。そして、蓄積開始から20〜30年を経て、アルツハイマー型認知症を発症します。

2．血管性認知症の病態

　血管性認知症は、脳内小動脈の硬化症の進行とともに、じわじわと進行する大脳白質虚血型（ビンスワンガー型）や両側大脳基底核の多発ラクナ梗塞型が多くを占め、大血管が詰まって階段状に進行するタイプは稀です。いまだに、「血管性認知症は階段状に進行する」と書かれた教科書がありますが、これは古い認識です。

3．正常圧水頭症の病態（治る認知症）

　正常圧水頭症は、隠れた認知症です。この疾患の代表的な症状である、①ボーっとするタイプの認知機能低下、②足を左右に広げての小刻み・すり足歩行、③尿失禁、が揃って出る典型的な正常圧水頭症は、側脳室の拡大・大脳上半分の脳溝狭小化・シルビウス溝の開大などの画像所見で診断がつきます（**図1**）。腰椎穿刺で脳脊髄液を30mL抜くタップテストで効果がみられれば、シャント手術で症状が改善することから、「治る認知症」といわれます。しかし、アルツハイマー型認知症など別の認知症に合併して生じる正常圧水頭症は、シャント手術をして歩行障害が軽快しても、認知機能低下は進行します。脳室の拡大やシルビウス溝の開大などといった不完全な画像所見は認知症患者にしばしばみられ、認知症の進行を早め

図1　正常圧水頭症のMRI所見（冠状断）

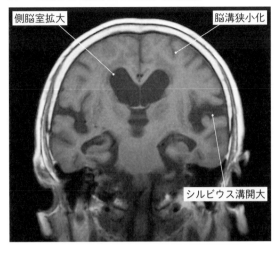

側脳室拡大　　脳溝狭小化　　シルビウス溝開大

る傾向にあります。

発症年齢と治療・対応

1．発症年齢65歳未満（若年性認知症）の場合の治療と対応

　65歳未満に発症する認知症を「若年性認知症」といいます。発生頻度は低く、認知症者数全体の2％以下です。原因は、脳卒中などの血管性認知症が40％と最も多く、次いでアルツハイマー型認知症が25％、頭部外傷後遺症（高次脳機能障害）が8％、前頭側頭型認知症が4％と続きます[2]。

　若年性認知症は、医療面では、①うつ病などと誤診されて診断が遅れる、②高齢発症よりも進行が早い傾向にある、③遺伝性の可能性が高い、などの特徴があります。また、介護面では、①力が強く、暴力や徘徊があると介護が困難になる、②配偶者が介護のために離職せざるを得ない、③子への影響、④若年性認知症を受け入れる通所系介護施設が少ない、などの問題が生じやすい点があります。社会面の問題では、①就業継続が困難、②本人の失業・介護者（配偶者）の離職で収入が途絶える、などがあります（**表1**）。

　若年性認知症は、脳血流SPECTなどで原因をきちんと精査して適切な治療にあたるとともに、上記の問題への対応が必要です。各都道府県に配

表1 若年性認知症の特徴・問題点

医療面	①うつ病などと誤診されて診断が遅れる ②高齢発症よりも進行が早い傾向にある ③遺伝性の可能性が高い
介護面	①力が強く、暴力や徘徊があると介護が困難になる ②配偶者が介護のために離職せざるを得ない ③子への影響 ④若年性認知症を受け入れる通所系介護施設が少ない
社会面	①就業継続が困難 ②本人の失業・介護者（配偶者）の離職で収入が途絶える

置されている若年性認知症コーディネーターとの連携も大切です。

2. 発症年齢65〜85歳の場合の治療と対応

認知症は、一般的にいわれるとおり「早期診断・早期対応」が必要です。早期診断によって、本人が自分の意思でどんな治療を受けたいか、将来や終末期のことを決められます。医療では認知症の原因精査が必要ですが、根本的治療薬（疾患修飾薬）は開発されていないため、症状を把握して臨床診断するのが基本です。

「認知症病型分類質問票43項目版（DDQ-43）」は、43項目の症状の有無を介護者がチェックすると、どんな型の認知症か見当がつくチェックリストです。山口晴保研究室のウェブサイト（http://yamaguchi-lab.net/）からダウンロードしてご使用ください（http://yamaguchi-lab.net/?p=167、p.18資料）。

なお、アセチルコリンを増やすドネペジルなどのアルツハイマー型認知症治療薬は、認知症早期から治療を開始するのが有効です（重度には効かないというメタ分析結果[3]が報告されています）。

3. 発症年齢85歳以上の場合の治療と対応

85歳以上では脳の病変が重複する傾向が強まります。例えば、記憶障害が強くアルツハイマー型認知症らしいけれど、うつと便秘がレビー小体型認知症を疑わせ、脳画像検査では多発性ラクナ梗塞がみつかるような例です。また、ドネペジルなどのアルツハイマー型認知症治療薬は、85歳以上では有効性が乏しく、副作用が出やすいというメタ分析の報告もあります[3]。

高齢になるほど病気ではなく老化ととらえ、ドネペジルのような進行を遅らせる薬剤は必須ではなくなります。

主な認知症治療薬

1. アセチルコリンを増やす薬剤

アセチルコリンを産生する神経細胞が集まっているマイネルト核がアルツハイマー型認知症とレビー小体型認知症で強く障害され、ここから脳全体に送られるアセチルコリンが不足します。そこで、アセチルコリンの分解を抑えて、アセチルコリン濃度を高める薬剤3種類が治療に使われます（表2）[4]。主な副作用は胃腸障害です。例えば、ドネペジルの半減期は3〜4日ですので、食欲がない場合、まずは薬剤を1週間中止して様子をみましょう。易怒性や徘徊などの過活動がみられる場合も、1週間中止して様子をみましょう。効き過ぎ症状として過活動や易怒性になることがしばしばありますが、薬を減量すると落ち着きます。アセチルコリンが増えることで生じる徐脈や喘息といった副作用にも要注意です。

コリンエステラーゼ阻害薬の効果は限定的です（図2）[5]。進行を少し遅らせるというメリットと易怒性や食欲不振などのデメリットを勘案して用いましょう。

なお、効果には個人差が大きいので、年に1回は簡易な認知テストで経過をチェックして効果を確認しましょう。

BPSD治療薬

BPSD（behavioral and psychological symptoms of dementia：行動・心理症状）の治療は非薬物療法が基本です。薬剤を使う場合

表2　アセチルコリンを増やす薬剤

一般名	ドネペジル	ガランタミン	リバスチグミン
製品名	アリセプト®	レミニール®	イクセロン®パッチ リバスタッチ®パッチ
ADDの適応	軽度〜重度	軽度〜中等度	軽度〜中等度
使用法	1回朝内服	2回朝夕内服	貼付（1日1回）
特徴	後発品あり アリセプト®はレビー小体型認知症にも適応	アセチルコリン以外の神経伝達物質の作用も増やす	重症化で増えるブチリルコリンエステラーゼも阻害する
副作用の特徴	易怒性が比較的多い	胃腸障害が比較的多い	皮膚症状が多い 保湿などが必要

ADD：attention-deficit disorder（注意欠陥障害）。
山口晴保：紙とペンでできる認知症診療術. 協同医書出版, 東京, 2016：167. より引用

図2　ドネペジル投与3年間の経過

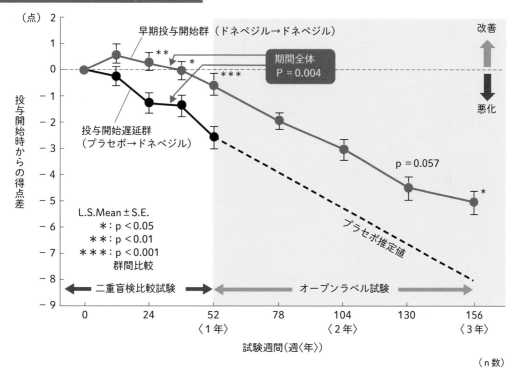

ドネペジル投与群で進行が少し遅れる。プラセボ投与群の1年（52週）以降（━━━）は推定値。
Winblad B, Wimo A, Engedal K, et al：3-year study of donepezil therapy in Alzheimer's disease：effects of early and continuous therapy. Dement Geriatr Cogn Disord 2006；21（5-6）：353-363より引用

は、副作用の少ない薬剤から試します。比較的副作用の少ない漢方薬の抑肝散や抑肝散陳皮半夏は、焦燥や易刺激性（興奮）、妄想に有効ですが、効果は限定的です。レビー小体型認知症ではほかの型よりもよく効きます。甘草を含むので、低カリウム血症に注意が必要です。常用量は1日3包ですが、夕方1回だけなど、症状が出現する時間帯に合わせて低容量を使うことで副作用を生じにくくすることができます。

自傷・他害の恐れがある場合や、施設でほかの利用者に甚大な迷惑がかかるので退去を求められるような場合などは、やむを得ず抗精神病薬を、危険性を十分に説明したうえで使用します（**表3**）。抗精神病薬のなかではチアプリドが血管性認知症に適応になっています。

他剤は認知症の適応になっていませんが、クエチアピンやリスペリドンなど一部の抗精神病薬は、器質性疾患に伴うせん妄・精神運動興奮状態・易怒性などに適応外使用が認められています。

抗精神病薬の主作用はドパミンを働かなくすることで、幻覚・妄想、易怒性や過活動などが軽減します。しかし、同時に副作用としてパーキンソニズムを生じ、身体の動きが鈍くなり、転倒リスクや誤嚥のリスクが高まります。脳血管障害のリスクも高まり、死亡率も高まります。また、意欲が低下し、その人らしさが失われます。ふらつきやむせがある場合に投与するのは高リスクです。

BPSD対応で用いるときは、統合失調症の場合の数十分の1～数分の1と少量を投与します（**表3**）。

抗精神病薬は半減期を考慮して用います。糖尿病合併の場合を除いてクエチアピンが汎用されるのは、半減期が5時間と短いからです。夜間に投与しても、翌日の昼は活動的になります。半減期が1日のリスペリドンを使うと、翌日の昼もボーっとしてしまい、その夜は寝るのですが、次の夜は興奮して、といったぐあいに、昼夜逆転が治りません。

BPSDは発症予防に力を注ぎます。BPSDを「発症させない・重度化させない」ことが何よりも大切で、抗精神病薬での治療や精神科への受診が必要のない状況をつくりましょう。

[## 認知症の経過]

アルツハイマー型認知症は死因になります。英国女性の死亡統計では、死因の第1位に認知症が挙げられています。実際はがんが1位ですが、英国ではがんを部位別に集計しているので、認知症が1位に浮上します。このことから、英国の専門職はアルツハイマー型認知症が死因となると理解しているとわかります。わが国では、死亡診断書では誤嚥性肺炎などを死因とし、アルツハイマー型認知症が死因とされない傾向が強いのです。ア

表3　抗精神病薬の種類と投与量

一般名	商品名	認知症での開始量	認知症での最大量	統合失調症の投与量	半減期*
クエチアピン	セロクエル®	12.5/25mg	150mg	150～600mg	5時間
リスペリドン	リスパダール®	0.5mg	1mg	2～6mg	1日
チアプリド	グラマリール®	25mg	75mg	適応外	6時間
クロルプロマジン	ウインタミン®	4/8mg	20mg	50～450mg	12時間
ペロスピロン	ルーラン®	2mg	8mg	12～48mg	6時間
ハロペリドール	セレネース®	0.3mg	1.5mg	3～6mg	1～2日

＊半減期：薬が代謝されて、血液中の濃度が半分に減る時間。半減期が長い場合は、服用の時間帯によって、薬の効果が翌日にまで持ち越すことがある（持ち越し効果）。

ルツハイマー型認知症の脳病変が広がると、認知症状（中核症状）だけでなく、運動麻痺も加わり、最後は嚥下障害で死に至ります。このように理解すると、アルツハイマー型認知症終末期の経管栄養が医学的には無益だとわかります。してもしなくても死に至るからです。

ただし、血管性認知症やレビー小体型認知症では嚥下障害が比較的早くから出現します。この場合は経管栄養が必要です。

引用文献

1. 厚生労働省：介護保険法（平成9年12月17日）（法律第百二十三号）.
2. 厚生労働省：若年性認知症の実態等に関する調査結果の概要及び厚生労働省の若年性認知症対策について. https://www.mhlw.go.jp/houdou/2009/03/h0319-2.html（2020/2/20アクセス）
3. Buckley JS, Salpeter SR：A risk-benefit assessment of dementia medications：Systematic review of the evidence. Drugs Aging 2015；32（6）：453-467.
4. 山口晴保：紙とペンでできる認知症診療術. 協同医書出版, 東京, 2016.
5. Winblad B, Wimo A, Engedal K, et al：3-year study of donepezil therapy in Alzheimer's disease：effects of early and continuous therapy. Dement Geriatr Cogn Disord 2006；21（5-6）：353-363.

認知症の人の生活を応援するためのQ&A

Q 近所に住む高齢の夫婦宅で回覧板がいつも止まってしまいます。最近は、家に閉じこもっていて地域のサロンにも顔を出しません。また、近所の方のお葬式の予定を覚えていなかったこともあり、認知症ではないかと思うのです。しかし、家族の連絡先もわかりません。どうしたらよいでしょうか？

A このケースでは、「認知症」のほかに「老年期うつ病」も考えられます。いずれにしても、在宅での生活に支障が生じています。医療や介護サービスへつなげる必要があるでしょう。独居でないと、地域の民生委員も状況を把握していないことが多いので、地域包括支援センターに連絡してみましょう。

また、認知症の人は、記銘力の低下からスケジュール管理が難しくなります。日ごろから挨拶をして反応をうかがったり、ごみ出しの際に「今日は月に一度の粗大ごみの日ですよ。お手伝いしましょうか？」などと声をかけることも大切です。こまめに予定を知らせることで、地域のサロンにも再び参加できるかもしれません。認知症になっても住み慣れた地域で生活を続けるためには、医療・介護などのフォーマルサービスのほかに、できる範囲でお互いに助け合う「ご近所付き合い」というインフォーマルサービスも欠かせません。

（宮澤真優美）

認知症の症状（認知症状・BPSD）、せん妄

山口晴保

原因疾患（型）別の特徴的な症状

　認知症の原因疾患（型）により、特徴的な症状が出現するので、それを覚えておきましょう。主要な症状を**表1**に示しました。症状の把握に前項で紹介したDDQ-43（p.4、p.18）を用いるのも有効です。なお、前頭側頭型認知症は、前頭葉萎縮による行動障害が主症状の行動障害型と、側頭葉萎縮による言語障害が主症状の意味性認知症に大別されます。

　基本的なことは多くのテキストに書かれているので、本稿では、特に注意が必要な点のみを解説します。

認知症状（中核症状）と神経症状

1．メタ認知と病識

　質問されたときに「その答、知ってる」とわかるのは、自分が何を知っていて何を知らないのか、という自分の知識に関する知識（メタ知識）をもっているからです。このような、自分の認知機能を監視するような働きを「メタ認知」といいます。この働きが、アルツハイマー型認知症や行動障害型前頭側頭型認知症では低下し、病識低下の症状として表れます（**表2**）。病識低下は、認知症ケアを考えるうえできわめて重要な認知症状（中核症状）です。アルツハイマー型認知症では

表1　**認知症の原因疾患（型）別の中核症状やBPSDの特徴**

認知症の型	主な認知・神経症状	過活動性BPSD	幻覚・妄想	低活動性BPSD
アルツハイマー型	記憶障害、見当識障害、空間認知障害	易怒性、無断外出、繰り返し質問	もの盗られ妄想、被害妄想	不安、アパシー
レビー小体型	幻視、症状（覚醒レベル）の変動、パーキンソニズム	妄想にもとづく多動や暴言・暴力	幻視、幻視にもとづく妄想、誤認妄想	うつ、不安
行動障害型前頭側頭型	社会脳障害（ルール無視、共感しない）、脱抑制、常同行動	易怒性、暴言、暴力、時刻表的生活、一気食い		アパシー（重度期）
意味性	意味記憶障害（国語辞典の喪失）、相貌失認、常同行動	時刻表的生活、前頭葉萎縮が加わると易怒性・暴言・暴力		アパシー
血管性	遂行機能障害、思考鈍麻、パーキンソニズム、運動麻痺	易怒性、情動失禁	妄想、幻覚	うつ、アパシー

表2　病識保持事例と病識低下事例の比較

項目	病識保持事例	病識低下事例
障害の自覚	自覚あり	自覚に乏しく、できるという自信あり
代償・ケア	可能・受け入れる	不可能・拒否（例：服薬支援を拒否）
適切な判断	可能	困難（例：財産管理、受診、運転免許返納　など）
危険	少ない	高い（例：運転、外出して戻れない　など）
BPSD	少ない	妄想や暴言・暴力などの増加
情動	うつ傾向	多幸傾向、失敗の指摘に対する怒り
本人のQOL	低くなる	むしろ高い
介護者	影響が少ない	介護負担増大、介護者のQOL低下
病型	レビー小体型、血管性	アルツハイマー型、行動障害型前頭側頭型

単に記憶が悪いだけでなく、記憶が悪いという自覚に乏しいことがケアの困難を引き起こします。一方、レビー小体型認知症や血管性認知症では病識が保たれていることが多く、それゆえ失敗を自覚することからうつ傾向がみられます。このように、本人の自覚の程度を理解したうえでの対応が必要です。

2．注意障害

認知症ではどの型でも注意障害が早期から出現します。例えば、車の運転中は、前方視野に注意を向けつつ注意を配分し、さらに注意を向ける先を転換するコントロールが必要ですが、この注意という高次の認知機能が低下します。したがって、運転はたいへん危険です。レビー小体型認知症では、覚醒レベルの変動に伴って注意機能が変動します。

また、認知症が重度になると周辺視野への視覚性注意が低下しますので、話しかけるときは正面から向き合って目と目を合わせ、近づいて相手の注意をこちらに向けてからコミュニケーションを図ります。

注意障害について、詳細は筆者の総説「注意障害と認知症」（認知症介護研究・研修東京センター発行の雑誌『認知症ケア研究誌』第3巻、p.45-57、2019年発行）を参考ください。

3．REM睡眠行動障害、幻視

REM睡眠行動障害とは、夜中に夢を見て大声を出す・行動するなどが症状です。恐い夢をみて「逃げろー！」「あっちへ行け！」などと大声を出す、ベッドパートナーを蹴飛ばす、噛みつくなどの行動をします。この症状は、レビー小体型認知症とパーキンソン病の予兆（初発症状）として重要で、なおかつレビー小体型認知症の診断基準の4大症状の一つに取り上げられています。

家族や介護者等はこのようなできごとを症状とはとらえていないことが多く、医療職の側から質問しないと聞き出せないことが多いので、DDQ-43を家族にチェックしてもらうとよいでしょう。REM睡眠行動障害は、レビー小体型認知症診断の決め手になる重要な症状だと理解してください。

幻視（実際は見まちがえの錯視が多い）は、「こんなことを言ったらバカにされる」と本人が隠している場合があります。寄り添って聞き取ると、幻視体験を話してくれます。また、一人芝居のような言動（例えば、床に落ちているものを拾い上げる、怖いものを追い払うなどの動作）から気づくこともあります。

4．運動麻痺、パーキンソニズム、嚥下障害

認知症の症状は認知機能の障害だけだと思っている専門職がいることもあるので、これらの症状

についても記述します。

　アルツハイマー型認知症が進行して終末期が近づくと、歩行や嚥下が困難になり、失禁するようになります。これらは、アルツハイマー型認知症の脳病変が運動野などにも広がったために生じる運動麻痺やパーキンソニズムです。これらの症状は廃用症候群だけで生じるのではなく、アルツハイマー型認知症自体の神経症状だという認識が必要です。

　レビー小体型認知症の病変は末梢自律神経系にも広がるので、起立性低血圧（失神・転倒）や血圧の著しい変動、頑固な便秘などを引き起こします。

　認知症の症状は認知機能障害だけではないと理解してください。

［ BPSD（行動・心理症状） ］

1．BPSDの定義

　BPSDは、「認知症の行動・心理症状」です。国際老年精神医学会が定めた定義を訳すと、「認知症患者にしばしば生じる知覚認知の障害（つまり幻視など）、思考内容の障害（妄想など）、気分の障害（うつなど）、行動の障害（暴言や徘徊など）の症状」*となります。

　BPSDは、患者にみられる「症状」という概念で、「異常」という意味合いを含んでいます。健常者の大部分には出現しないものが症状です。つまり、認知症患者に異常な行動や異常な心理がみられたらBPSDです。医学モデルであるBPSDは、「これはBPSDだからしょうがないよね」と放置するものではありません。BPSDだからこそ、その症状が生じた背景要因を探り、紐解き、その問題を解決する責務が介護する側にあります。「これをBPSDといったら、認知症の人がかわいそうだよね」というのはBPSDに対する偏見です。通常ではない行動と心理の症状はBPSDと積極的にとらえて、その問題を解決する（治療する）努力こそが必要です。

　BPSDの予防と治療については、筆者等の総説「BPSDの定義、その症状と発症要因」（AMED「BPSDの解決につなげる各種評価法と、BPSDの包括的予防・治療指針の開発〜笑顔で穏やかな生活を支えるポジティブケア」研究班（研究開発代表者：山口晴保）、『認知症ケア研究誌』第2巻、p.1-16、2018年発行）を参考ください。

2．認知症状とBPSDの関係

　BPSDの理解を促す事例を示します。

【事例】

　アルツハイマー型認知症のAさんが、「今日はどこに行くの？」と介護者Bさんに尋ねました。5分後にも、その5分後にも尋ねました。すると、介護者Bさんは「なんで何度も同じことを聞くの。ボケちゃって、ホント困るわ」と言いました。すると、Aさんは「私をバカにして！」と、Bさんを叩きました。

　ここには2つのBPSDがあります。1つは「繰り返し質問」です。中核症状と思うかもしれませんが、同じことを何度も尋ねる行為は異常なので、行動の側面からBPSDととらえます。この行動は、同時に記憶障害という中核症状を反映した行動でもあります。このことから、「繰り返し質問」という事象を行動の側面からとらえたらBPSDであり、認知機能の側面からとらえたら中核症状だということがわかります。「異食」というBPSDも同様です。見たものを食物と見まちがえて口に入れたのなら「失認」、手当たり次第に口に入れたのなら「口唇傾向」です。どちらも中核症状ですが、行動の異常という点では異食というBPSDです。認知症の症状を、中核症状とBPSDに二分しなければいけないという既成概念は棄ててください。中核症状であり同時にBPSDでもあるという理解が必要です。

　2つめのBPSDは「暴力」です。これは介護者の接し方に問題があり、二次的に生じました。「繰り返し質問」という最初のBPSDのあとで、介護者の対応に応じて「暴力」というBPSDが二次的に生じています。多くの教科書で、「中核症

*（　）内は筆者注

状に介護などの要因が加わってBPSDが生じる」と書かれていますが、このような解説は日本固有であり、筆者は正しくないと指摘します。この事例では、BPSDに対しての不適切なケアで二次的に次のBPSDが生じました。正確に表現すると、「中核症状を有する認知症の人に不適切なケアなどが加わるとBPSDが生じることがある」といえます。「中核症状」ではなく「認知症の人」です。対応の対象は、症状ではなく「人」なのです。

以上をまとめると、BPSDには、①脳病変の影響を色濃く反映して、中核症状そのものでもあるBPSD（アルツハイマー型認知症の繰り返し質問や異食、レビー小体型認知症の幻視、前頭側頭型認知症の常同行動や脱抑制に伴う暴言・暴力・周徊など）と、②認知症の人にさまざまな要因が加わって生じるBPSDがあります。国際老年精神医学会が作成したガイドブックでは、BPSDはさまざまな要因で生じると書かれています。その要因をみつけて対処すればBPSDは軽減します。さらに、予兆に気づいて対処すれば、BPSDは予防できるでしょう。

筆者はBPSDを、**図1**のようにとらえています。

3．陰性BPSD：不安、うつ、アパシー

不安やうつ、アパシー（自発性低下）などの症状は心理面からみたらBPSDですが、脳病変そのものによっても引き起こされる症状でもあります。例えば、前頭葉白質や大脳基底核病変で、うつやアパシーが出現します。

認知症では、うつとアパシーがしばしば混在しますが、悲観的なうつとやる気のないアパシーは区別しましょう（**表3**）。血管性認知症やレビー小体型認知症ではうつを伴いやすい一方、アルツハイマー型認知症では、進行すると病識が低下して多幸的になる傾向があります。

アパシーはやる気がない状態（自発性低下、意欲の低下）で、うつにみられるような「つらさ」を本人は感じていません。刺激しないで放置していると何もしないので介護は楽ですが、放置していると残存機能が低下していきます。

図1　BPSDの包括的予防・治療方策

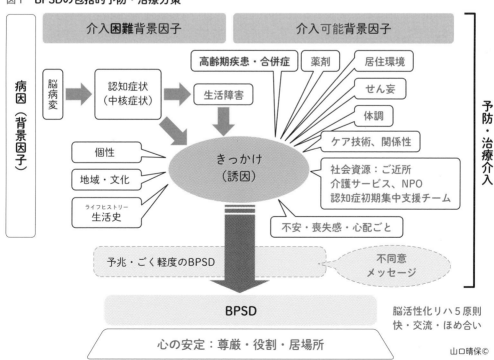

BPSDは多要因で生じる。それぞれの要因をチェックして対応することで、BPSDを治療できる。また、予兆に気づくことや尊厳が守られ、役割や居場所があることでBPSDの予防もできる。

表3　うつとアパシーの比較

	うつ	アパシー
気分	悲哀的、絶望	無感情、やる気なし
自己洞察	悲観的、病識過多	無関心、病識欠乏
治療薬剤	抗うつ薬（SSRI）	ドパミン製剤、コリンエステラーゼ阻害薬

SSRI：selective serotonin reuptake inhibitors（選択的セロトニン再取り込み阻害薬）。

［ せん妄 ］

1．せん妄の定義と頻度

　せん妄は意識障害の一種で、認知障害である認知症とは区別されます。しかし、臨床の現場ではしばしば認知症にせん妄が合併し、どちらの症状かを見分けることが困難となります。せん妄の定義を表4に示します。

　せん妄の頻度は、一般病棟で20％、高齢者病棟で30％という報告があります[3]。

　また、せん妄は、夜間の転倒・転落、全身状態悪化のサインでもある多臓器不全の前兆、対応した介護者等が殴られる・噛まれるなど、医療事故の要因にもなり、リスク管理の面からも重要です。

2．せん妄の主な誘因とその治療

　せん妄には多くの場合、誘因があります。認知症高齢者では脳が脆弱になっているため、脱水、便秘、不眠、発熱、疼痛、身体拘束などで容易に生じますが、適切な治療や対応で改善します。早期に気づくことが大切です。

　せん妄の多くは一過性で、ぐっすり眠ると軽快することが多いです。せん妄治療の第一は誘因を取り除く対応ですが、薬剤を使う場合は、ぐっすり眠ることを誘発する抗精神病薬が主に用いられます。

　軽度の夜間せん妄の場合は、ラメルテオンやスボレキサントなどの睡眠薬を使用することで、副作用がみられずにせん妄が改善することがしばしばあります。また、抑肝散（夜1包）やトラゾド

表4　DSM-5によるせん妄の定義

A）注意の障害（注意の方向付け・集中・維持・転換の低下）と、意識の障害（環境に対する見当識の低下）
B）「注意障害を伴う意識障害」が短期間で出現し（通常数時間から数日）、日内変動もある
C）認知の障害（記憶障害、見当識障害、言語障害、視空間認知障害、知覚障害など）を伴う
D）A）とC）の障害は認知症ではうまく説明されないし、昏睡ではない（認知症と区別）
E）医学的疾患や物質中毒・離脱、毒物などの直接的な生理学的結果により引き起こされたという証拠がある（原因・誘因がある）

※下線部は筆者注
American Psychiatric Association：The Diagnostic and Statistical Manual of Mental Disorders, Fifth Edition（DSM-5）より筆者が翻訳

ン（夜12.5mg）も使用されます。一方、ベンゾジアゼピン系の睡眠薬は、せん妄を引き起こすリスクがあるため、基本的には使われません。ICUでは、デクスメデトミジン（プレセデックス®）を15分おきに静注投与することで、せん妄予防の効果があるとの報告がされています[4]。

3．せん妄と認知症の関係

　認知症は、意識が清明であることが診断基準に含まれています（ただし、レビー小体型認知症は例外で、意識水準の変動が特徴です）。一方、せん妄は、意識水準が軽度低下しています。両者の違いを表5に示しました。

　せん妄は、①覚醒水準の低下（ボーっとしていたり目つきが変わっていて覚醒レベルが低下している）、②認知機能の軽い障害（注意障害があり、呼びかけたときの反応がいつもと異なり適切でなかったり、簡単な命令に応じることができない）、③睡眠（睡眠・覚醒のリズムが乱れ、昼夜逆転の

表5　せん妄と認知症の区別

	せん妄	認知症
病態	意識障害＋軽度の認知障害	認知障害
関係	認知症に、しばしばせん妄が合併	
注意障害	あり	あり
誘因	あり	なし
変動	あり	なし*
治療	①誘因除去・原因薬剤中止 ②治療薬剤投与	抗認知症薬

＊レビー小体型認知症は変動する。

こともある）、などの特徴をもちます。せん妄は認知症にしばしば合併するので、これらの点に気づいてせん妄の可能性を疑うことが大切です。特に、ボーっとしているだけで手がかからない低活動性せん妄は見過ごされやすいので、その目で観察する必要があります。

4．せん妄とBPSDの関係

過活動性せん妄は、幻覚妄想や徘徊などを引き起こし、制止すると暴言・暴力に結びつきますが、これらの症状からBPSDと区別することはその場では困難です。しかし、せん妄には症状が変動する特徴があります。例えば、ぐっすり眠れば翌朝には穏やかになり、症状は消失しています。このような観察から、認知症にせん妄が加わって生じた症状だと理解できます。

目の前で暴れている患者の症状が、認知症なのかせん妄なのかの区別はその場ではできません。経過を見て判断するということです。せん妄は、便秘・脱水・不眠・発熱・疼痛などの誘因除去や適切な治療薬で改善します。

引用文献

1. 山口晴保：注意障害と認知症. 認知症ケア研究誌 2019；3：45-57.
2. AMED「BPSDの解決につなげる各種評価法と、BPSDの包括的予防・治療指針の開発〜笑顔で穏やかな生活を支えるポジティブケア」研究班（研究開発代表者：山口晴保）：BPSDの定義, その症状と発症要因. 認知症ケア研究誌 2018；2：1-16.
3. 小川朝生：自信が持てる！せん妄診療はじめの一歩. 羊土社，東京，2014.
4. Su X, Meng ZT, Wu XH：Dexmedetomidine for prevention of delirium in elderly patients after non-cardiac surgery：a randomised, double-blind, placebo-controlled trial. Lancet 2016；388（10054）：1893-1902.

コラム

"不同意メッセージとは"

BPSDに至る前に現れる認知症高齢者の言動や態度（現状に満足していないことの現れ[1]）であり、具体的には、服従、謝罪、転嫁、遮断、憤懣があります。

（内田陽子）

引用文献

1. 伊東美緒：認知症の方の想いを探る〜認知症症状を関係性から読み解く〜. 介護労働安定センター，東京，2013：9.

在宅での認知症やせん妄などの評価

山口晴保

認知症やせん妄などの評価には、評価尺度を用います。ここでは、簡便で使いやすい評価尺度を紹介します。なお、評価尺度には、著作権が存在し購入したり許可を得て使用するものと、著作権フリーで自由に使えるものがあります。

認知機能の評価尺度

代表的な認知機能の評価尺度は「MMSE（Mini Mental State Examination）」と、「HDS-R（Hasegawa Dementia Scale-Revised：改訂長谷川式簡易知能評価スケール）」です。本来はスクリーニングのために開発されましたが、認知症の人が認知テストを受けるときの心理的ストレスを考えると、高齢者の認知症診断にはこの程度の簡便な認知テストで十分です。ただし、軽度認知障害（mild cognitive impairment：MCI）の診断には記憶に特化したテスト、前頭側頭型認知症では前頭葉機能の評価など、症状に合わせた評価を追加で用います。なお、MMSEは原法が英文のため日本語訳が使われますが、元の英文とは異なった意味で訳されていたり著作権が主張されています。日本で開発されたHDS-Rはその点の問題がありません。HDS-Rは言語性の質問だけなので使いやすく、記憶機能の配点が大きいためアルツハイマー型認知症の評価に優れています。

MMSEやHDS-Rは、1年に一度程度の割合で検査を行えば症状の経過を追うことができます。点数が急に低下した場合は、合併症などといった原因の検索が必要です。

認知機能低下のスクリーニング

「山口キツネ・ハト模倣テスト」（**図1**）は、検者が示した手指の形を模倣してもらいます。最初に、影絵のキツネの形を片手で示し（**図1A**）、「よく見て同じ形を作ってください」と教示し、10秒以内に模倣できるかどうかで判定します。重度の認知症では、これが困難になります。

次に、影絵のハトの形を両手で示し（**図1B**）、同じように教示を行って、10秒後に判定します。アルツハイマー型認知症では両手掌の向きが反対に外に向くパターン（**図1C**）が多くみられます。また、レビー小体型認知症では、手の向きは合っていますが、形がくずれるパターン（**図1D**）が多くみられます。

このように、認知テストらしくない手遊びでも、認知症かどうかがある程度わかります。山口晴保研究室のウェブサイトに、詳しいマニュアルが掲載されています（http://yamaguchi-lab.net/）。

生活状況から認知症を評価する

1．DASC-21

生活状況から認知症かどうかがわかります。「DASC-21（Dementia Assessment Sheet in Community-based Integrated Care System-21 items：地域包括ケアシステムにおける認知症アセスメントシート）」は在宅向けの代表的な評価尺度です。解説とともに、認知症ア

図1　山口キツネ・ハト模倣テスト

・検者が示した手指の形（A、B）を模倣してもらう
・「よく見て同じ形を作ってください」と教示し、10秒以内に模倣できるかどうかで判定する

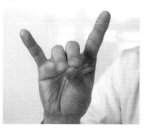
A　キツネの見本

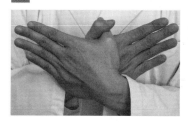
B　ハトの見本

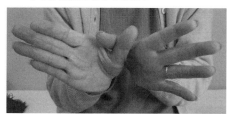
C　アルツハイマー型認知症で多い失敗例。両手掌が外側になってしまう

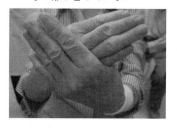
D　レビー小体型認知症で多い失敗例。手掌の向きは合っているが、手の形が合っていない

セスメント普及・開発センター制作のウェブサイト（https://dasc.jp/）でダウンロードが可能です。

DASC-21は、21項目の質問に4件法で答えます。31点以上が認知症疑いです。**表1**に、DASC-21のうち、IADL（Instrumental Activities of Daily Living：手段的日常生活動作）に該当する6項目を示します。これらが自立していれば認知症ではないと評価できるでしょう。認知症だと自立できないのです。

表1　DASC-21とIADL

DASC-21	IADL
●一人で買い物はできますか	→買い物
●バスや電車、自家用車などを使って一人で外出できますか	→移動
●貯金の出し入れや、家賃や公共料金の支払いは一人でできますか	→財産管理
●電話をかけることができますか	→電話使用
●自分で食事の準備はできますか	→食事の準備
●自分で、薬を決まった時間に決まった分量を飲むことはできますか	→服薬管理

2．SED-11Q

筆者が作成した「認知症初期症状11項目質問票（SED-11Q：Symptoms of Early Dementia-11 Questionnaire）」（**表2**）は、介護者と本人がチェックする質問票です。山口晴保研究室からダウンロードして使用できます。

3項目以上該当すると認知症が疑われ、4項目以上では強く疑われます。病識が低下していることが多い認知症では、本人がチェックすると検出感度は下がります。本人のチェックでは、ほとんどの場合うつが検出されます。

軽度のアルツハイマー型認知症では、家族が7項目程度チェックするのに対し、本人は2〜3項目しかチェックしません。このことから、本人の自覚の程度、すなわち病識を評価するのに用いることもできます。レビー小体型認知症や血管性認知症のようなうつ傾向の出やすい認知症では、本人も家族も多数チェックします。一方、アルツハイマー型認知症や前頭側頭型認知症では本人の自覚が乏しく、家族がたくさんチェックするのに対して、本人は0〜数個しかチェックしません。

このように、本人の病識（認知機能低下の自覚）の程度を評価しておくと、ケアに役立たせることができます。例えば、アルツハイマー型認知

表2　SED-11Q（認知症初期症状11質問票）

下記の項目について、家族ならびに本人それぞれに回答
してもらう

□同じことを何回も話したり、尋ねたりする
□出来事の前後関係がわからなくなった
□服装など身の回りに無頓着になった
□蛇口やドアを閉め忘れたり、後かたづけがきちんと
　できなくなった
□同時に二つの作業を行うと、一つを忘れる
□薬を管理してきちんと内服することができなくなっ
　た
□以前はてきぱきできた家事や作業に手間取るように
　なった
□計画を立てられなくなった
□複雑な話を理解できない
□興味が薄れ、意欲がなくなり、趣味活動などをやめ
　てしまった
□前よりも怒りっぽくなったり、疑い深くなった

●以下の2項目のうち、1項目でも該当したら受診を
　進める
□被害妄想（お金を盗られる）がありますか
□幻視（ないものが見える）がありますか

症の記憶障害に起因する"もの盗られ妄想"に対
して、介護者が「どこかにしまい忘れたのでし
ょ」と誤りを指摘しても、本人には記憶障害の自
覚が乏しい（病識が低下している）ので、言い争
いになってしまいます。

BPSDの評価

　BPSDの標準的な評価尺度は、インタビュー形
式の「NPI（Neuropsychiatric Inventory）」で
す。簡便な質問紙形式にした「NPI-Q」もあり
ます。NPIは、BPSDの強さを妄想、幻覚、興奮、
うつ、不安、多幸、無感情、脱抑制、易刺激性、
異常行動の10項目の合計点で示します（加えて夜
間行動と食行動の2項目も評価する）。数値化で
きるので、看護介入前後でこの評価を行うと、介
入効果を点数で示すことができます。多数例に介
入したときは統計学的有意差を検証することもで
きます。実施マニュアルおよび用紙はマイクロン
社から市販されています。
　そこで、筆者らは著作権フリーのBPSD評価尺
度「BPSD＋Q」を開発しました。この質問票は

27項目からなり、BPSDの全体評価に加え過活動
性BPSD、低活動性BPSD、生活関連BPSDに分け
た評価も行え、NPI-Qと同等の有用性がありま
す。認知症介護研究・研修センターが運営する認
知症介護情報ネットワークサイト「DCnet」
（https://www.dcnet.gr.jp/）から無料でダウンロ
ードできるので、ぜひご活用ください。
　また、筆者らは、BPSDに早めに気づいて、
BPSDの発症・重度化を予防するための「BPSD
気づき質問票57項目版（BPSD-NQ57）」も開
発しました。例えば、もの盗られ妄想であれば、
「周囲の人を責めたり、その人の悪口を別な人に
言う」「見つからないものを他人が片づけたせい
にする」「失敗が増えて、自信が損なわれている」
「大切な物を肌身離さず持ち歩く」などの項目が
あります。これらに早く気づけば、もの盗られ妄
想の予防策を講じられます。BPSD-NQ57も
DCnetから無料でダウンロードできます。

うつ・QOL・介護負担の評価

　うつの評価には「GDS（Geriatric Depression
Scale：老年期うつ病評価尺度）」の5項目版が
簡便です。詳しく評価するには、15項目版の
GDS-15を使います。著作権については不明です
が、15項目版は日本老年医学会のウェブサイトに
掲載されています（https://www.jpn-geriat-soc.
or.jp/）。また、認知症者用に開発されたCSDD
（Cornell Scale for Depression in Dementia）も
あります。
　認知症の人のQOL評価尺度として、岡山大学
の寺田らが開発した「認知症高齢者のQOL調査
票（短縮版、short QOL-D）」は、9項目で簡
便に使えます。介護者が記入するので、重度認知
症に対しても使用できます。質問用紙は岡山大学
精神神経病態学教室老年精神疾患研究グループの
ウェブサイト（https://sites.google.com/site/
okayamaneuropsy5/）で公開されています。世
界保健機関で開発された、健常者向けの精神的健
康状態表（WHO-5）もウェブサイトなどで公開

されていて使いやすいですが、自記式なので軽度認知症者向けです。

介護負担の評価には「Zarit介護負担尺度日本語版 短縮版（J-ZBI_8）」がよく使われてきましたが、これは市販されるようになり、使用の際には登録・購入が必要です。著作権フリーの日本語版の介護負担尺度の開発が急がれます。

［ せん妄の評価 ］

1. 看護師がチェックできる「せん妄アセスメントシート」

病院でのせん妄対策として小川らによって開発された、せん妄の予防・治療を含めた対応プログラム［DELTA（DELirium Team Approach）プログラム］の、看護師がチェックする「せん妄アセスメントシート」が簡便です。これは国立がん研究センター先端医療開発センターのウェブサイトからダウンロードできます（https://www.ncc.go.jp/jp/epoc/）。また、DELTAプログラムの詳細については、『DELTAプログラムによるせん妄対策』（小川朝生 他編集、医学書院、2019年発行）を参考ください。

2. せん妄に気づくためのコツ

1）在宅でせん妄に気づくためのコツ（表3）

せん妄には、覚醒レベルの低下と軽度の注意機能障害がみられるので、これらを評価します。覚醒レベルは簡単な口頭命令に従えるかなどで評価します。現場では表情がいちばんの指標です。人間（看護師等）の表情感知能力はとても高いので、相手を一目見ただけで、少しボーっとしている、目がうつろ、視線が合わないなどがわかります。せん妄の気づきではこの直観が重要です。

覚醒レベルの変動や睡眠・覚醒パターンの乱れもせん妄の重要なサインです。覚醒レベルの変動については家族や介護者に質問します（今日ははっきりしているか、など）。幻覚はせん妄の一部にしかみられませんが、幻覚があればレビー小体型認知症かせん妄かを鑑別します。

注意機能の低下は、いままでできていたことができない、反応が遅い、話がまとまらない・話のつじつまが合わないなどで気づき、日付や時間、いま居る場所の質問、数字の逆唱（2-8-6の逆唱）や簡単な計算（100から3を引き続ける）など、本人への質問で確認します。

2）せん妄の誘因となる薬のチェック（表4）

せん妄では、誘因となる薬剤のチェックが必要です。疑われる薬剤がある場合は、一度中止して変化をみることで、その薬剤が誘因となっているのかどうかがわかります。高齢者ではポリファーマシー（5〜6剤以上の多剤投与）となっていることが多く、薬剤数を減らすと活動性が上がり、認知機能も上がることがあります。治療ではなく、予防のために投与をしている薬剤は、認知症高齢者では減薬の対象です。アルツハイマー型認知症などの進行性の認知症をもつ後期高齢者では、生命予後が短いので、コレステロールを下げる薬などといった予防薬は基本的に不要です。

表3　せん妄に気づくためのコツ

表情の変化	●目つきがおかしい ・低活動性せん妄→うつろ ・過活動性せん妄→ギラギラ ●ボーっとしている　など
行動がおかしい	●他者からみたら無目的な行動を繰り返したり、うろうろする
昼夜逆転	●睡眠・覚醒のリズムが乱れている（夜間の活動は夜間せん妄を疑う）

表4　チェックが必要な薬剤

せん妄の誘因となる薬剤	●抗コリン作用をもつ薬剤 ・抗ヒスタミン薬（かゆみ止め） ・H$_2$受容体拮抗薬（胃酸分泌を減らす） ・総合感冒薬 ・抗パーキンソン病薬 ・一部の抗うつ薬　など
低活動性せん妄の誘因となる薬剤	●抗不安薬 ●メマンチン ●抗てんかん薬 ●抗精神病薬など

患者様お名前		記入日：	年	月	日
記入者お名前		患者様との関係			

ご本人の日々の生活の様子から、あてはまるものに○を付けてください。

	質問項目	分類
	しっかりしていて、一人暮らしをするに、手助けはほぼ不要	MCI & NC
	買い物に行けば、必要なものを必要なだけ買える	
	薬を自分で管理して飲む能力が保たれている	
	この1週間〜数か月の間に症状が急に進んでいる	Delirium
	お金など大切なものが見つからないと、盗られたと言う	
	最初の症状は物忘れだ	
	物忘れが主な症状だ	
	置き忘れやしまい忘れが目立つ	ADD
	日時がわからなくなった	
	できないことに言い訳をする	
	他人の前では取り繕う	
	頭がはっきりとしている時と、そうでない時の差が激しい	
	実際には居ない人や動物や物が見える	
	見えたものに対して、話しかける・追い払うなど反応する	
	誰かが家の中に居るという	
	介護者など身近な人を別人と間違える	
	小股で歩く	
	睡眠中に大声や異常な行動をとる	DLB & PDD
	失神（短時間気を失う）や立ちくらみがある	
	転倒する	
	便秘がある	
	動作が緩慢になった	
	悲観的である	
	やる気がない	
	しゃべるのが遅く、言葉が不明瞭	
	手足に麻痺がある	VD
	飲み込みにくく、むせることがある	
	感情がもろくなった（涙もろい）	
	思考が鈍く、返答が遅い	
	最近嗜好の変化があり、甘いものが好きになった	
	以前よりも怒りっぽくなった	
	同じ経路でぐるぐると歩き回ることがある	
	我慢できず、些細なことで激高する	
	些細なことで、いきなり怒り出す	
	こだわりがある、または、まとめ買いをする	FTD-bv（Fr-ADD）
	決まった時間に決まったことをしないと気が済まない	
	コロコロと気が変わりやすい	
	店からものを持ち去る（万引き）などの反社会的行動がある	
	じっとしていられない	akathisia
	尿失禁がある	NPH
	ボーッとしている	
	摺り足で歩く	
	言葉が減った	Aphasia
	ものの名前が出ない	

山口晴保研究室より引用（http://yamaguchi-lab.net/?p=167）

第 2 章

在宅生活を支える
認知症のケア

症状への対応のポイント

内田陽子

[認知症状（中核症状）の 悪化予防とケア]

1. 認知症の経過別にみたケアの要点（表1）

認知症は、一般的にゆっくりと進行します。脳の障害の程度にもよりますが、周囲の環境によっても進行の程度は異なります。

初期では病識はないものの、毎日の生活が何かと不便になるなど、本人は混沌とした困りごとが増え、それが続きます。その不便さを緩和させる声かけや環境調整が必要となります。記憶を助けるメモや貼り紙を活用する、不安や混乱をまねかないように情報を少なくするなどのケアを行います。あわせて、本人の自立度に合ったサービスの導入も検討します。

中期ではBPSDが目立つようになり、本人も家族も混乱します。BPSDの対応を試行錯誤しながら、その人に合ったケアをみつけていきます。

末期では寝たきりとなり、いずれは死を迎えます。本人の意思が確認できるうちに、終末期に備えて、延命治療するか、最期をどのように迎えるかなどを明確にしておく必要があります。

2. 認知症の種類別にみたケアの要点（表2）

1）アルツハイマー型認知症に対するケアの要点

記憶障害や見当識障害に対しては、カレンダーに印をつける、デジタル時計を活用する、メモや表示をわかりやすくするなどをします。また、更衣がしやすいよう順番に並べておくなどの工夫をします。迷いながらも自分でできることはしてもらうようにしますが、適宜やさしく声をかけ、さ

りげなく手を貸すようにします。

アルツハイマー型認知症の人は、空間認識能力も低下します。例えば、黒色の玄関マットは穴が開いているように見えて、出入りをしなくなってしまうことがあります。その場合は、マットを外す、他の色に変えるなどの工夫をします。また、自宅での段差や階段なども平面にしか認識できません。転倒にも注意しなければならないので、段差や階段には白や黄色のテープを貼るなど、認識しやすくする工夫をします。

実行機能障害により、生活行動を計画どおりに順序よくできなくなることもあります。加えて注意力や集中力がなくなるため、すぐに疲れてその行動を中止してしまいます。一度にたくさんのことを言うのではなく、一つのことを、ゆっくり待ちながら、その人のペースに合わせて、休み休み行うようにします（表1）。

2）レビー小体型認知症に対するケアの要点

記憶障害よりも、幻覚や自律神経症状などにつらい思いをすることが多く、良いときと悪いときの症状の変動が激しいので、これらの特徴をふまえたケアが求められます。リアルな幻覚に対しては、否定するのではなく、こちらでは見えないことを冷静に伝えます。あわせて、幻覚につながりそうな物品を除去します（表3）。

体調が良いときは体が動くので、そのときに入浴したり、食事を摂ってもらうようにします。訪問したときに、表情がこわばっているかどうか、体の動きがスムーズかなどを観察し、その日の体調を評価します。

表1　アルツハイマー型認知症の経過とケアのポイント（例）

	初期 （不安が強い）	中期 （BPSDが目立つ）	末期 （寝たきり）
症状の特徴 （個人差あり）	・仕事・家事にミスが目立つ ・繰り返し・聞き返し ・会話内容の固定化 ・人任せ・引きこもり ・もの盗られ妄想 ・うつ状態 ・不安が強い	・家事が難しくなる ・時間や場所がわからない ・徘徊・行方不明になる ・不潔行為がみられる ・日常生活に介助が必要 ・言葉が出ない ・BPSDが目立つ ・家族が疲弊する	・会話ができない ・表情が乏しい ・家族のこともわからなくなる ・飲み込みが悪い ・1日中失禁 ・寝たきり
ケアの要点	・サービスを少しづつ導入 ・体を動かす、手を出しすぎない ・不安や混乱しない環境づくり ・メモや貼り紙などの活用 ・本人と家族に意思決定支援：今後の生活・サービスや施設の活用、延命治療や最期をどう迎えるか	・サービスを本格的に活用 ・危険回避のためのシステム導入 ・BPSDの原因回避・対応策 ・家族の負担軽減 ・BPSDの怒りのスイッチを押さないケア	・看取りケアのサービス活用 ・失禁量に応じたおむつの使用 ・肺炎予防の口腔ケア ・尊厳を保持するエンド・オブ・ライフケア
共通	← 安心・快適・笑顔を引き出すケア →		

表2　認知症の種類別にみたケアの要点

	アルツハイマー型 認知症	レビー小体型 認知症	血管性認知症	前頭側頭型認知症
脳の病変	・アミロイドβ蛋白が蓄積して脳の神経細胞が変性、壊れ、海馬を中心に脳全体が萎縮	・特殊な蛋白であるレビー小体が大脳と脳幹に蓄積、神経細胞を壊す	・脳梗塞や脳出血など脳血管性疾患により脳の血流量が低下して脳細胞が壊れる	・主として前頭葉・側頭葉の萎縮
症状の特徴	・記憶障害、失語、実行機能障害、失認などの認知症状、とりつくろい	・幻視、妄想、うつ状態、パーキンソニズム、自律神経症状（便秘・起立性低血圧など）、睡眠行動異常、日内変動あり	・うつ、麻痺や嚥下困難、言語障害などの脳血管性疾患による症状、夜間せん妄、感情失禁	・無気力、無関心、感情の平板化、脱抑制、反社会的行動、常同行動、言語障害
ケアの要点	・認知症状に対する周囲の物品への配慮 ・認識しやすい環境設定 ・その人のペースに合わせた見守り・声かけ	・幻覚や自律神経症状に対するケア ・日内変動のある各症状に対応するケア ・転倒予防	・脳障害による後遺症のためのリハビリ ・うつ症状や感情へのケア	・社会的問題（万引きなど）の回避 ・家族の負担軽減のための対応のコツや習慣づけ、レスパイトやサービスの相談・提案

※軽度認知障害（MCI）は正常と認知症の境界にあり、生活に支障がなく、認知症状は認めないので、予防的介入が有効。

表3　幻視・錯覚のケアの要点

ケアの要点	具体例
・レビー小体型認知症に多く、脳病変で起きる ・幻視や錯覚を起しやすい物や刺激を取り除く ・幻覚を消すのに役立つ対応 ・否定しないながらも現実に戻る声かけ	・受診して適切な薬剤の服用 ・染みや模様、絵、ポスター、置物、騒音などを撤去 ・手をたたく、振るう、本人に目を開閉してもらう ・「私には見えませんが、相手にお帰りいただくように言っておきます。安心してリハビリに行きましょう」などと伝える

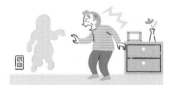
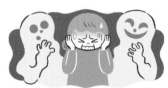

　また、頻尿や尿閉も起きやすいので、パッドの活用や間欠的導尿の準備もしておくとよいでしょう。便秘がひどくなるとBPSDが起きやすいので、緩下剤などの使用を医師に相談します。

　パーキンソニズムも発生しますので、転倒にも注意します。

3）血管性認知症に対するケアの要点

　脳血管性疾患による脳病変の部位や大きさにより、麻痺や言語障害などが出現します。加えて、感情失禁、うつ症状にも注意します。また、気力の浮き沈みをサポートしながらリハビリも受け、障害に対する適応も促します。

4）前頭側頭型認知症に対するケアの要点

　同じ時間に同じものを購入するなどの常同行動や、悪びれない行動に家族は疲れてしまいます。時には、買い物などに出かけても支払いをせずに自宅に帰ろうとして、万引きとみなされる人もいます。しかし、本人は反省できないのが特徴です。そのような場合は、事前に店員に相談する、後払いにするなど、周囲の人々に説明と協力を得るようにします。

　困る常同行動ではなく、健全な行動に切り替える方法があります。例えば、パズルなどを用意して作ってもらうよう促すと、それに夢中になるこ

ともあります。玄関にほうきを置いておき、それを手渡して掃き掃除をしてもらうなどの行動を取り入れることも一案です。

　また、排尿をがまんできずに、トイレ以外の場所で排泄してしまうこともありますが、本人には悪意がありません。叱責などせずに、すぐに片づけます。よく排泄してしまう場所に植木や箱がある場合はそれらを撤去し（またはその箱におむつを敷いて、こちらが取り替える）、立ち上がったらトイレに誘導することを習慣づけます。

3．認知症状に対するケアの要点（表4、5）

　認知症状は、記憶障害、見当識障害、失認や失語、実行機能障害、注意集中・分散の障害、内省能力の低下などがあり、毎日の生活に支障をきたします。できないことが多くなり、周囲からそれを指摘、叱責され、本人はつらくなります。ですから、過ぎたことを言わない、さりげなく手伝う、違う話題に変える、いきいきとなる昔の話をするなど、対応のコツをつかみましょう。

　意図的なことが苦手になる、ささいなことでパニックになる、言葉がうまく出てこない、目の前の物がわからないなど、症状はさまざまです。それぞれに応じた気づかいや声かけ、さりげない介助が必要となります。

表4　認知症状に対するケアの要点

	ケアの要点	具体例
記憶障害	・思い出すことを助ける ・覚えなくてもよい環境づくり	・ヒントとなる声かけ、物品を提示する ・顔をよく合わせてなじみの関係をつくる
見当識障害	・時間・場所・人の認識を助ける	・見やすいカレンダー、デジタル時計、ポスター、写真を貼る
失認	・物の認識を助ける	・色の区別で物がはっきりわかるようにする ・物を順番に配置し整理する
失行	・生活行動が何とか自分でできるよう助ける ・行動を誘発できる工夫	・更衣しやすいように、ボタンや前がわかりやすい服を用意する ・椅子にわかりやすい色（黄色など）の座布団を置く
失語	・言葉がうまく出てこないときは、言葉の真意をくむ	・相手の言いたいことを文字に示す ・空気を読んで相手に確認する、ゆっくり話す
実行機能障害	・自分でできることをみつけ、できないことはさりげなく助ける	・下準備を助けて料理をしてもらう ・道順をメモして散歩する
注意集中・分散の障害	・集中する時間を短くして疲労しないようにする ・複雑な工程を単純化する	・休憩を入れながら一つずつ行う ・こだわっていることに対して否定せず、気を紛らわす
内省能力の低下	・反省させるかかわりは無駄であることを理解する	・相手を責めない、反省させない、相手を変えようとせず、こちらのかかわり方を変える

表5　記憶障害への対応とその他の注意点

記憶障害への対応	その他困難になること・注意点
●最近のことを忘れる ・過ぎたことを言わず「私の勘違いでした」と振る舞う配慮 ・さりげない声かけ、目配せを頻繁にする ●固執への対応（同じことを何度も言う） ・そのつど説明しながら、興味をもつ話題にさりげなく変える ・いったん離れる ●過去に戻る ・本人の生活歴や時代背景を興味深く聴く（回想法） ・今の状況を心地よいものにし、なじみの関係をつくってもらう ・昔のものに触れてもらう ●ユーモア・笑いを誘う ・その人の「笑いのツボ」を会話の中で探し、それをユーモアのネタにして一緒に笑う	①命じられたり、注目されるとうまくできない ②ささいなことで取り乱し、パニックになる ③自分の障害に自覚がない、失敗を認めたくない ④言葉が出てこない、理解が追いつかない ⑤一つ一つの動作が困難で、順序よくできない ⑥掴んだものから手が放せない ⑦見えていても、物や空間を認識できなくなる ⑧自分の身体を認識できなくなる ⑨脱抑制－反射的・画一的・短絡的な行動をとってしまう ⑩新しいことが苦手になる ⑪反省できない ⑫空気が読めない ⑬皆から見捨てられたと思い込む ⑭感性に優れ、相手の負の感情に敏感に反応する

4．何もわからない人と決めつけない

　認知症の人は不確かな状態が続きますが、正常な状態のときもあります。ですから、「何もわからない人」と決めつけないこと、声をかけて本人の意思をそのつど確認すること、他者とつなげていくことを心がけます。

［ 行動・心理症状（BPSD）の
悪化予防、維持のためのケア ］

1．BPSDを起こしている原因を探る（表6）

　BPSDは不安・恐怖・混乱のなかでの困りごとや訴えられない本人のニーズを示すものであり、まずはその原因となっているものを探索し取り除きます（表7）。体調が悪いとBPSDが出やすいので、主疾患の症状だけでなく、全身の症状（発赤、湿疹、打撲など）をよく観察します。よく眠れたか、食事は摂れているか、排泄は順調か、なども確認しましょう。また、最近開始となった薬剤の有無や、長期服用となっている薬剤の副作用などもチェックします。そして、BPSDの原因に対応します。

2．BPSDのスイッチを入れない

　体調が悪いのにしつこく言う、恥をかかせる、馬鹿にするような言動をとる、できないことを指摘するなど、相手を不愉快にさせる行動はBPSDのスイッチを入れることになりますので、かかわり方に注意します。家族には自制をお願いすることになりますが、相手の怒りのスイッチを入れなければ無駄な労力を使わないですむことを説明します。

3．せん妄と区別し、改善する（図1）

　何でも認知症のせいにしないことが大切です。急におかしくなる場合はせん妄が疑われますので、急激な発症かどうかよく確認します。身体診査やフィジカルアセスメントを行い、せん妄を引

表6　行動・心理症状（BPSD）に対するケアの要点

認知症状を背景にして生じる不安や恐怖、混乱を示している

ポイント1：BPSDを起こしている原因探索と除去
原因①　体調：主疾患の状態と症状（発熱、便秘、痛み、低血糖、呼吸困難、尿閉など）
原因②　薬剤：抗コリン薬、向精神薬、H₂ブロッカー、ステロイドなど
原因③　環境の変化：引っ越し、入院、施設入所、
　　　　サービス開始、親しい人の死など
原因④　かかわり：家族から怒られる、無視される、
　　　　馬鹿にされる、注意されるなど

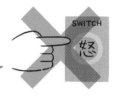

押さない！
踏まない！

ポイント2：BPSDのスイッチを入れない
例：体調が悪くイライラしているのにしつこく言われる、
　　体をさわられるなど
例：自尊心を傷つけられることを言われる、
　　子ども扱い、無視する、恥をかかせる態度をとられる

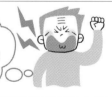

体調が悪いのに、
いちいち聞くな！
空気を読んでほしい！
腹が立つ！

表7　BPSDの原因を生活のなかで探す・取り除く

症状	原因の例	対応
落ちつかない	便秘	食事・水分摂取を促す、朝便座に座ってもらう、便座の高さを調整する、緩下剤の投与など
元気がない	脱水	水分摂取を促す（甘い飲み物、水筒を目につく場所に置く）、冷暖房の管理
迷子・徘徊	発熱	感冒、インフルエンザ、尿路感染への対応（水分摂取、服薬、保温）
様子がおかしい	慢性疾患の悪化	受診および治療（服薬、自己注射、ストーマケアなど）
興奮	痛み	患部の確認・処置、鎮痛薬の投与
足元がふらつく	薬剤	薬剤の減量・中止を含む調整

三好春樹：完全図解 新しい認知症ケア－介護編－．講談社，東京，2012：46-47を参考に作成

き起こしている患部をみつけるようにします。

せん妄の発症には、高齢、脳血管性疾患、ストレスに弱い性格などといった背景因子、脱水、痛み、発熱などの身体失調（直接因子）があります。また、促進因子には環境の変化があります。

身体失調を見つけたら受診させましょう。治療を受けるとせん妄は改善します。

4．帰宅願望には居心地のよい環境を提供する（表8）

自宅にいるのに「帰りたい」と訴えるのは、その場の居心地が悪いからです。その場合は、昔から愛用していた物を見せ、それらを目のつくところに置くなど、本人がなじめる居場所を確保します。また、落ち着かせるために話を聞く、体をなでる、散歩をする、などもよいでしょう。

図1　せん妄の発症因子

背景因子（もともとなりやすい）
高齢、認知症、脳血管性疾患、
ストレスに弱い性格など

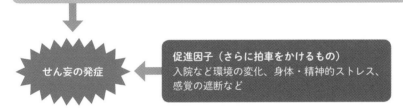

直接因子（身体疾患や症状、薬剤など）
・身体疾患：中枢神経疾患、代謝障害、電解質異常、ショック、熱傷、感染、腫瘍、術後、呼吸・循環不全など
・症状：痛み、かゆみ、脱水、発熱、呼吸困難、便秘、尿閉、尿失禁など
・薬剤など：アルコール、抗コリン薬・ステロイド、抗腫瘍薬、オピオイド、ベンゾジアピン系製剤など

せん妄の発症

促進因子（さらに拍車をかけるもの）
入院など環境の変化、身体・精神的ストレス、
感覚の遮断など

表8　帰宅願望への対応

●自宅でも居心地が悪い・居場所がない、強い不安や混乱があり、落ちつかない

・なじみの物（椅子・ベッド・コップ・写真など）を置き、居場所をつくる
・トイレは電気をつけて開けておく
・引き出しにラベルを貼る
・目のつきやすい場所に毎日使用する物品を置く
・話を聞き、落ち着かせる
・散歩、スキンシップ
・家族・友人・味方になる人の訪問・声かけを増やす
・役割をもって実行してもらい感謝する

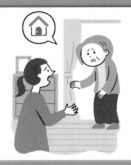

●デイサービスに行きたがらない・行っても帰りたがる

・頑固に言い出している場合は時間をおく（もう一度介護職の人に来てもらう）
・家族の声かけがだめなら、介護職の人の笑顔・催促でお願いする
・慣れるまで頻回に本人にかかわる
・本人にデイサービスの内容をそのつど説明する

家族が説得しても効果がない場合は、落ち着いた雰囲気をもつ第三者（医師、看護師、ケアマネジャー、民生委員等）が話をすると穏やかになることもあります。

本人が生活しやすいように療養環境を整え、ストレスを緩和させることも重要です。

5．安全対策の検討（表9、図2）

火事、行方不明、転倒、交通事故、詐欺など、あらゆる危険がありますが、認知症になると、危険察知と対処が困難になります。そのため、地域の人の目を確保する、ITシステムを活用するなどを検討します。

表9　危険察知と対応が困難な人への安全対策の例

危険	対策例
火事（鍋を焦がす、油に引火など）	・ガスコンロの安全装置の確認、IHや電子レンジなど火を使わない方法の検討、調理済み食品の利用、石油ストーブを片づけてエアコンにする
行方不明	・服や靴に氏名・連絡先を記入しておく、鈴をつける、近所や警察・本人が行きそうな店に連絡しておく、安否確認や行方を発見するシステムを活用する
転倒	・部屋の片づけ、室内のバリアフリー化、物の配置、色の工夫、コードや布団・絨毯を整理する
熱中症・脱水	・水分を目の届くところに置く、水筒を持ち歩く
熱傷	・立ち上がり時に電気ポットにつまずかないよう配置を注意、ポットから水筒にする
交通事故	・歩行時は反射ベストやタスキを使用する、反射板つきの靴を履く ・車をよく擦る、駐車場を間違える場合は要注意（昼間、決まった場所のみの運転にする） ・認知症診断で免許返納、乗り合いバスやタクシーなどを利用する
詐欺	・監視の目（貼り紙、警察のパトロール、近所づきあい、民生委員、ケアマネジャー）を確保する

図2　地域の目を確保、人やシステムを味方にする

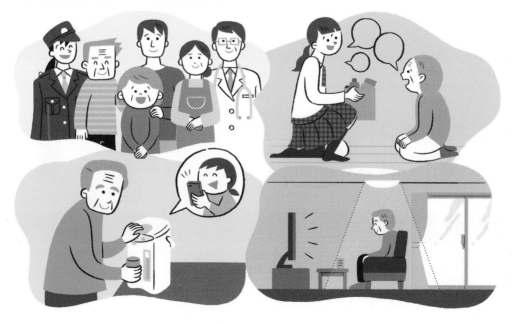

6．褒めるケアで行動を促し、できないことはあきらめる（表10、図3）

認知症の人は、一度にたくさんのことはできませんが、一つのことをゆっくりであればできることも多いです。ですから、気長に待ち、見守り、できたことには感謝を示すようにしましょう。また、褒めることでその行動が強化されることがあります。例えば、トイレで排泄できた、歯ブラシで歯をみがけた、自分でごはんを食べてくれたなど、見る方向をポジティブにすれば感謝の連続になります。

一方、いくら声をかけ、待ってもできないことは、あきらめる潔さや切り替えも必要です。本人ができることに目を向け、喜びを多くすることのほうが重要です。

表10　褒めるケアで行動を強化して、できないことはあきらめる

褒めるケアの例 （褒めて強化）	あきらめるケアの例 （できないことはあきらめる）
●排尿自覚刺激行動療法（prompted voiding：PV） ：排尿を自発的に伝える能力を獲得する行動療法 【方法】トイレで排泄できたことへの賞賛、伝えてくれたことへの感謝・ねぎらいの言葉かけをする 	・「あきらめることは心のリセット、物事を明らかにして前に進んでいくこと」 （小林弘幸：自律神経を整える「あきらめる」 健康法．角川書店，東京，2013：6より引用） ・できない原因を突き止め努力するが、できる部分に目をむけて前向きに生きる ・失敗しても許す・水に流す ・いったん断ち切る 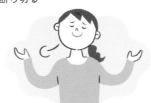

図3　本人の喜ぶことをちりばめる

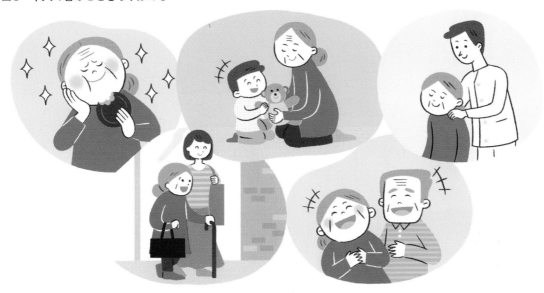

認知症をもつ人への コミュニケーション

伊東美緒

"認知症になる"ということ

認知症の症状は、さまざまな原因疾患によって現れます。また、原因によって症状や、症状が現れる時期が異なります。

認知症のなかでも、最も多いのがアルツハイマー型認知症です。アルツハイマー型認知症は、早期から不安を訴えることが多く、認知症の進行とともに記憶障害が進みます。記憶障害が進行すると、日常生活において周りの人と話が食い違うことが増え、「自分の言うことを、どうして周りの人は認めてくれないのだろう」「どうして否定ばかりするのだろう」と考えるようになり、さらに不安が強くなります。

特にアルツハイマー型認知症では「近時記憶の障害」がみられます。これは、例えば食事を摂ったことを忘れてしまうなど、少し前（時間の長さに明確な定義はありません）に実際にあった出来事を忘れてしまう症状です（**図1**）。すでに食事を済ませたにもかかわらず、本人が「ご飯を食べていない」と家族（介護者）に訴えます。それに対して家族は事実を伝えがちです。家族に指摘されて、「そう？　食べたかしら？　おかしいわねぇ」などと不思議だと思いつつも受け入れる（比較的穏やかに反応する）人もいますが、食べていないと思い込んでいる場合にはいら立ちや怒りを表現するようになります。さらに、その後も家族に指摘されたことすら忘れてしまうので、同じ訴えを何度も繰り返し、家族も本人もイライラを募らせてしまいます。

図1　近時記憶の障害の例

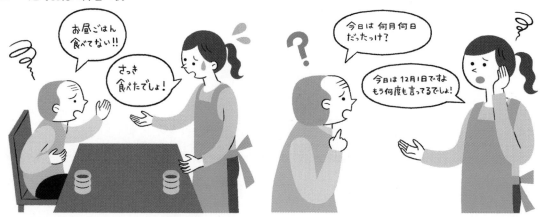

近時記憶の障害のある人は、例えば食事を摂ったにもかかわらず食べたことを忘れてしまい、家族にそのことを訴える、一度聞いたことを何度も尋ねるなど、少し前に実際にあった出来事を忘れてしまうことが特徴。

[在宅における認知症の人と
その家族への接し方]

1．本人と家族のコミュニケーションの取り方をみる

　自身の親に、もの忘れが目立つようになったり、同じことを何度も繰り返し尋ねられると、「どうしよう、認知症になったのかもしれない！」「これから症状がどんどん進んでしまったらどうしよう？」などと不安になるでしょう。本人を説得して受診した際、医師から、（軽度認知障害を含めて）「認知症です」と診断されたらさらに不安になると思います。身内の認知症発症を認めたくない家族は、少しでも認知機能や能力を低下させないように働きかけます。例えば、新聞を読む、計算ドリルや漢字ドリルを活用するなどを勧め、認知機能の維持を図ろうとします。

　それと同時に、できていないことがほかにないか徹底して調べようとすることもあります。ゴミの分別ができているかチェックして「缶は燃えるゴミに入れちゃだめよ！」などと指摘したり、トイレから出て来るのを待って「トイレから出たら手を洗わないと」と言ったりします。また、心配なあまり「一人じゃ危ないから外に出ないように」などと伝えて、本人の外出を制限しようとします（**図2**）。

　認知症と診断されて、これまで気にならなかったことが気になるようになり、できていないことをいちいち指摘されると本人は「最近、家族がうるさいのよ。私のことを気にしてくれてるんでしょうけど、あんなだったらもう来ないでほしい」などと愚痴をこぼしたりします。

2．在宅における家族への接し方

　このように、家族に細かなことを指摘されると、本人もいら立ち、怒りっぽくなります。また反対に、何かすると指摘されたり怒られたりするので、何もしようとしなくなり無気力になることもあります。家族の焦りや不安が認知症の症状を悪化させている（ように見せる）ことがあるので、本人に対する家族の態度を観察することが必要です。

　心配のあまり、家族が本人に細かいことを伝え続けている場合には、かえって逆効果であることを伝える必要があります。しかし、その助言が、「家族による介護」に対する"指摘"だととらえられてしまうと、今度は家族がいら立ちを感じ、ケア専門職の介入に強く反発したり、場合によって

図2　認知症と診断された人の家族は…

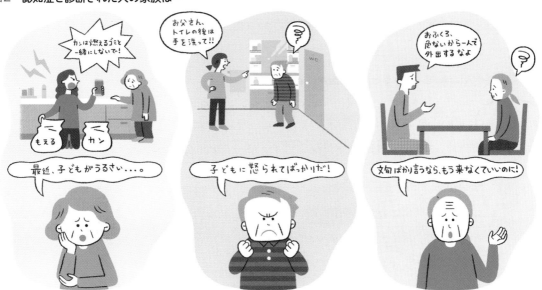

身内の認知症発症を認めたくない家族は、本人の認知機能や能力を低下させないように働きかけると同時に、本人ができていないことを調べ、気になることがあればいちいち伝えるので本人はうんざりしてしまう。

は本人への虐待につながることもありうるので注意が必要です。

家族に対して何かを伝える前には、必ず毎日の介護をがんばっていることをねぎらいます。認知症の人と一緒に住むこと、認知症の人との会話につき合うこと、認知症の人の行動に合わせること——こうした状況そのものをねぎらう言葉が重要です。家族は、他者には決してわからない苦労や心労を重ねています。精神的にも肉体的にも追い込まれ、ぎりぎりのところでがんばっている家族ほど、外部からの刺激に敏感になります。家族へも十分な配慮を心がけます。

また、認知症の症状は、身近な人とのコミュニケーションのあり方によっても変化することがあるので、認知症の人とのコミュニケーションについて、専門職も家族も学ぶ必要があります。

［ 認知症の人との
コミュニケーションの取り方 ］

1．目を合わせてから話しかける

義母を介護する女性に、「うちの義母は、私が声をかけるとそっぽを向くんです。嫁が気に入らないのはわかりますけど、お世話してるんだから、それくらいがまんしてほしいです」と打ち明けられたことがあります。この状況は、嫁姑関係によるものとは限らず、よくあることなのです。

認知症の人にとっては、どこから声がするのかわからない可能性があります。

ですので、その女性に「お義母さんは、声がする方向がわかっていない可能性があるので、必ず本人の正面に立って、目を合わせてから声をかけてみてください。それでもそっぽを向くかどうか、確かめてみてください」とお願いしました。次にその女性に会った際、「きちんと目を合わせて話すようにしたら伝わりました。最近は、義母が〈ありがとう〉って言ってくれるんです。長い間気がつかずに、申し訳ないことをしてしまいました」と、目に涙を浮かべて教えてくれました。このように、声のかけ方一つで、家庭内での人間関係が変化することもあります。

なぜこのようなことが生じるかというと、認知症が進行すると、見ているものにしか注意を向けられなくなるからです。例えば、テレビを見ているときに後ろや横から声をかけられても、その声を認識して理解するのはとても難しいのです。だからこそ、こちら側に注意を向けてもらえるよう、対象者の正面に移動し、目を合わせてから話しかけると言葉を理解してもらいやすくなります（**図3**）。

2．よい印象を与えられるように、笑顔でやさしく接する

認知機能が低下した人に話しかけるときのポイ

図3　認知症の人には、きちんと目を見て声をかける

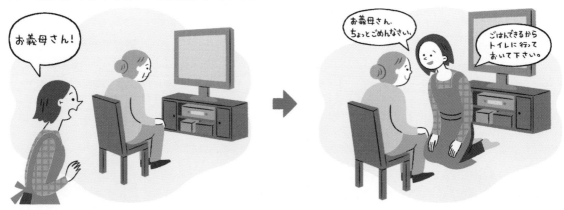

認知症の人は、声がする方向がわかっていない可能性がある。必ず本人の正面に立って、目を合わせてから声をかけるようにするとよい。

ントを**表1**にまとめます。

認知症の人に話しかける際、相手によい印象を
もってもらえるような笑顔や言葉、相手が嬉しく
なるような話題を選ぶことで、コミュニケーショ
ンがとりやすくなります。

ただし、認知機能の低下により言語理解や発語
が困難な人には、触覚からの情報が優位になるの
で距離や触れ方が重要になります。相手への触れ
方がポジティブかネガティブかによって相手がイ
メージすることが変わり、それがリアクションに
つながります。拒否される場合には、触れ方をい
ま一度確認してみましょう。例えば、トイレ誘導
の際に相手の手首をつかんで引っ張ったり、背中
を強く押したりしていないでしょうか。このよう
な触れ方では、相手はとても不快に感じ、手を振
り払ったりして拒絶することが多くなるでしょう
（**図4**）。

相手にできるだけ近づいて、ほどよい距離をと
り、目を見て、やさしく肩に触れるなどして話し
かけると、親しみやすさを感じてもらえます。

表1　認知機能が低下した人に話しかけるときのポイント

①目を合わせてから話しかける
②できるだけ笑顔をみせる
③楽しそうなことを想像できるようなポジティブな言
　葉を使う
④本人の過去の生活のなかで、自信をもっていると考
　えられる時代の話を含める　　など

［認知症の人が示す "サイン"を見逃さない］

認知症の人が怒るとき、多くの場合は怒る前に
小さないら立ちのサインがあります。

例えば、脱いだ上着を介護者が片づけようとし
て上着を受け取ろうとした際に強く握って離さな
い場合は「自分の上着を手放したくない」という
サインです。手放したくないのでしっかり握って
いるのに、片づけることに一生懸命になっている
介護者は力を入れて上着を引っ張ろうとしがちで
す。介護者が上着を取ろうとするので、さらに力
を入れて取られないようにします。介護者が「壁
にかけておきますから！」などと大きな声を出し
ながらさらに引っ張ると、認知症の人も大きな声
で「盗るな！」と怒り出します（**図5**）。

このように、介護者の誘導に反発するときは"本
人の意思"ととらえて、できるだけ譲りましょう。
この例では、「それではご自分で持っていてくだ
さい」などと渡せばよいのです。介護者にも都合
はあるのですが、認知症の人は、いったん怒り出
してしまうとなかなか収まらないので、できるか
ぎり相手に合わせたほうがぶつかり合うことが減
ります。

また、入浴してもらいたいのに動いてもらえな
いということがあります。そのようなときは、入
浴にこだわらず、「同じ姿勢だと肩が凝りますか

図4　相手に触れる際の注意

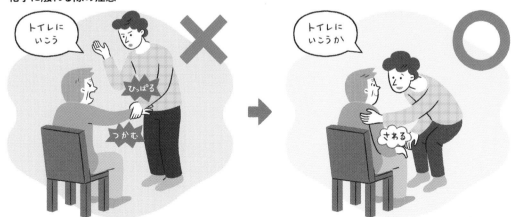

ポジティブな触れ方か、ネガティブな触れ方かで相手のリアクションも大きく変わる。

図5　いら立ちのサインは"本人の意思"

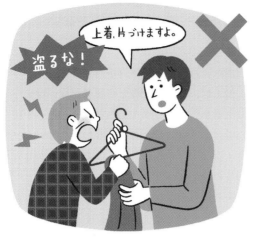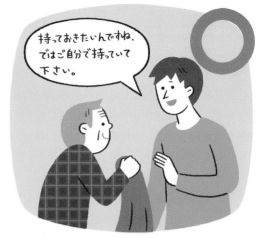

上着を介護者が片づけようとした際に離さないなど、介護者の誘導に反発する行動がみられたときは"本人の意思"ととらえてできるだけ譲るようにする

らね。これ、気持ちいいんですよ」などと言いながら、温かくしたタオル（蒸しタオルなど）を首の後ろに巻いてみてください。ゆっくり首の後ろに置いてあげると、気持ちがよいので機嫌がよくなります。機嫌がよくなったところで、「ごめんなさい、襟が少し濡れてしまったから、シャツを着替えましょうか。ついでに背中も温めましょう」と言い、温め直したタオルを背中に当ててあげるとさらに機嫌がよくなります。シャツを変えても機嫌がよければ、「ついでに全部着替えてしまいましょうか」などと言ってズボンを変えることもできます。失禁がある場合には、そのタイミングで清拭してもよいでしょう。その際は、捨ててもよい、着古したシャツを切ったような、使い捨てできそうな布などを温めたものなどで拭いてもよいでしょう。

本人が嫌がるようなケアを行わなければならないときは、相手に終始気持ちよさを感じてもらうことが大切です。

すべてのケア・行動は、相手を怒らせてまで、いま行う必要があるかを常時考えながら、対応策を考慮することが求められます。

それぞれの人に合わせてコミュニケーションをとることによって認知症症状を抑えることができれば、認知症の人、介護する家族の両方の負担が減り、よい関係性を築くことができます。

参考文献
1. 本田美和子，イヴ・ジネスト，ロゼット・マレスコッティ：ユマニチュード入門．医学書院，東京，2014.
2. 伊東美緒：認知症の方の想いを探る―認知症症状を関係性から読み解く．介護労働安定センター，東京，2013.

認知症をもつ人への環境の調整方法

伊東美緒

認知症の人にとって、どのようなところで生活するかはとても重要です。慣れ親しんだ自宅がいちばんよいだろうと思う人が多いのですが、さまざまな問題もあり、必ずしも自宅にいれば安心とは限りません。

ここでは、スコットランドのスターリング大学にあるDementia Services Development Center（DSDC：認知症サービス開発センター）の先生方に教えていただいたことを含めて、環境の調整方法について述べます。

記憶障害に伴う住みにくさへの工夫

まず、記憶障害による住みにくさについて考えてみましょう。

長年住み続けた家に住んでいるのに、「ドアや扉を閉めてしまうと、その向こうに何があるか思い出せないから開けている」と言って、あらゆるドアや扉を開けっ放しにするアルツハイマー型認知症の女性がいました。家族は、開いたドアや扉を閉めて歩いていましたが、しばらくするとまたあらゆるドアや扉が開いているので、イライラして怒ってしまうようでした（**図1**）。

アルツハイマー型認知症の場合、少し前の出来事を忘れてしまう記憶障害があります。ご飯を食べたことを忘れる、電話があったことを忘れるといったことがありますが、これは住環境についても生じることなのです。ついさっきドアの向こうを確認したのに、ドアが閉まっていると何があったのか忘れてしまって、またドアを開けてしまう

ので、家族が閉める・本人が開ける、の繰り返しとなってしまうのです。ドアや扉は開けたままにしたほうが本人は安心するのですが、どうしても閉めてほしければ、ドアの向こう側を想像できる絵や写真などを貼ってみるのも効果的です。

トイレに間に合わなくて失禁してしまうことが増えたら、トイレを見つけられないという可能性も考えましょう。トイレのドアに貼ってある絵でも気づくことができず排泄が間に合わない場合には、やはりトイレのドアを開けたままにしておいたほうがよいかもしれません。認知症の進行に合わせて対応方法を変えていく必要があります。

また、服や下着はタンスやクローゼットにしまうと見えないので、着替えを忘れがちになります。タンスに貼った絵では理解できなくなった場合には、服は壁にかけ、下着は台の上などに見えるようにたたんで置いておくと、気づいて着替えてくれることが増えます。複数枚あると混乱してしまうことがあるので、そのときに着てほしいものを、見えるように並べておくとよいでしょう。

見てほしいものは見えるように、混乱させてしまうものは見えないように配置する工夫で、認知症の人も自分でできることが増え、自信にもつながります。

視覚による住みにくさへの工夫

認知症の人は、視覚認知機能の障害が起こることがあります。

以下に、室内でのさまざまな視覚による住みに

図1　ドアや扉の向こうに何があるのかわからない

●記憶障害のある人は…

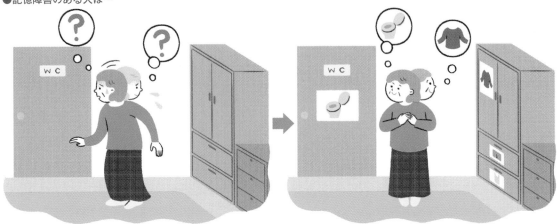

記憶障害の場合、ドアや扉が閉まっていると、その奥に何があるのかわからなくなってしまう。

扉やドアに、中の様子や入っているものなどの絵や写真を貼っておく。

●扉を閉めておきたいときの工夫

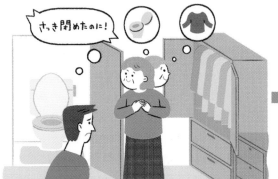

扉が開いていて中が確認できれば本人は安心するが、家族はイライラする。

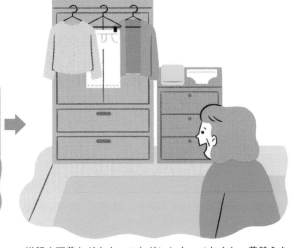

洋服や下着などをタンスなどにしまっておくと、着替えを忘れてしまいがちになる。壁にかける、目に見える場所に置くなどするとよい。

くさについて、実際にあった例とその対応、工夫の例をご紹介します。

1．トイレの環境を整える

「トイレに行く」と言って席を立ち、トイレのドアを開けて中を見たにもかかわらず、排泄をしないで戻ってくることがあります。このようなときにはいくつかの可能性が考えられますが、視覚の問題も検討してください。

日本の便器は、ほとんどが白で統一されています。壁が白、床も白系というトイレでは、白い便器を認識しにくいことがあります。また、便蓋をしたまま排泄してしまう場合は、便蓋が閉まっていることを認識できないのです。

このようなときは、少なくとも便座を認識できるように、カラフルな便座カバーをつけてみてください。ただし、小花柄など細かい柄がついたものは、「虫がついている」と言って座りたがらないこともありますので、無地のものをお勧めします（図2）。

図2　トイレ内は色で認識できるように工夫する

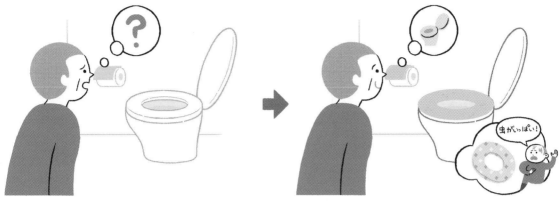

壁も白、床も白というようにトイレ内全体が白っぽいと、白い便器を認識するのが難しい。マットや便座カバーなどを利用して、認識できるよう工夫するとよい。ただし、小花柄のものなど小さい柄つきのものを使用すると、柄が虫に見えてしまうことがあるので無地のものを選ぶ。

図3　盛り付けや食器を工夫する

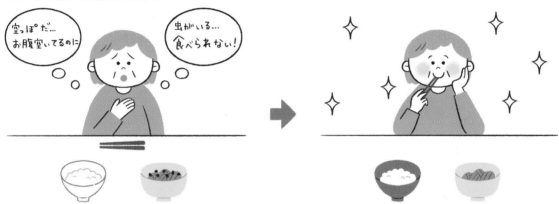

白いお茶碗に白いご飯では、ご飯を認識することができないことがある。また、おかずにかかったゴマやふりかけなどを虫と誤認することがあるので、茶碗の色を変更する、ゴマやふりかけは使用せずに提供するなど、盛り付けや食器にも工夫が必要である。

2．食事の盛り付けを工夫する

　食事の際に、おかずは食べるのに白いご飯を残す場合は、白いお茶碗の中の白いお米が認識できていない可能性を考えてください。逆に、ご飯やおかずを箸でつつくけれど食べないという場合には、ご飯やおかずなどにかかっているふりかけやゴマを虫などと誤認していることも考えられます。このような場合には、お茶碗を黒っぽいものに変えて白いご飯を認識しやすいようにする、ふりかけやゴマをかけていないものを提供してみるなどを試してみましょう（**図3**）。

3．居室内を工夫する

　ベッドからなかなか降りない、特定の部屋になかなか入らないなどという場合は、ベッドの下に置いているじゅうたんやマット、部屋のカーペットなどが原因である可能性があります。

　ベッドサイドにペルシャ絨毯のベッドサイドマットを置いていた家庭では、認知症の人がなかなかベッドから降りようとしないので、とても困っていました。足はベッドから降ろすのに、床（マットの上）になかなか足をつけない様子から、マットの模様が虫に見えている可能性があると考え、単色のものに変えたところ、スムーズに足を

図4　床の敷物（マットやカーペット）を見直す

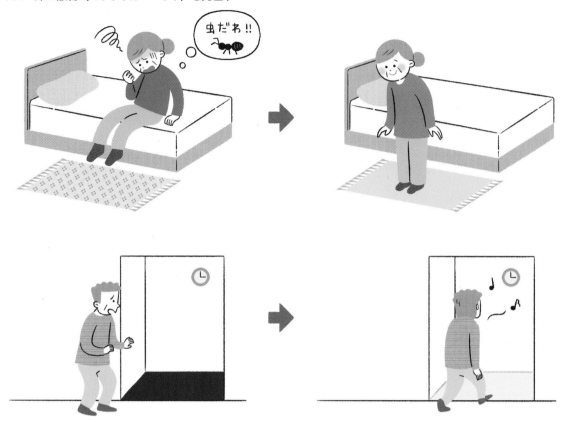

ベッドサイドマットの柄を虫と間違えたり、暗い色のカーペットを穴と認識することがあるので、無地や明るい色に変える、取り除くなどの工夫をする。

床につけるようになりました。

　また、となりの部屋のカーペットが紺色だった家では、認知症の人がその部屋になかなか入りませんでした。そこで、カーペットを明るい色のものに変えたところ、躊躇することなく入れるようになりました。暗い色のカーペットを穴と錯覚していた可能性があります。

　このように、本人が移動や入室などに躊躇しているときは、足元に穴が空いているように見えたり、虫がいるように見えたりしていないかを検討する必要があります。もし、そのような可能性が考えられたら、明るい色のものや柄のないものに変更したり、取り外したりすることで行動が変わるかをみてみましょう（**図4**）。

4．洋服ダンスやクローゼットの中を工夫する

　認知症の人では、タンスを開けて洋服を見ているのに選べないこともあります。

　同系色の服しか所有しておらず、タンスの中で同じような色の服が重なっていると、大きな塊のように見えることがあるようです。

　ある認知症の人で、洋服ダンスの中を眺めながら、「ここに私の服を入れたのに、誰かがゴミ袋をつめこんだ」などと訴えてくる人がいました。中に入っている洋服を一枚取り出して手渡したところ、「袋から出したの？」と聞いてきたため、その人には、洋服ではなく何かの塊に見えているということがわかりました。そこで、家族に相談して、異なる色の服を数枚用意してもらい、それらをタンスの中に入れずに壁へかけておきまし

図5　洋服選びがしやすくなるように工夫する

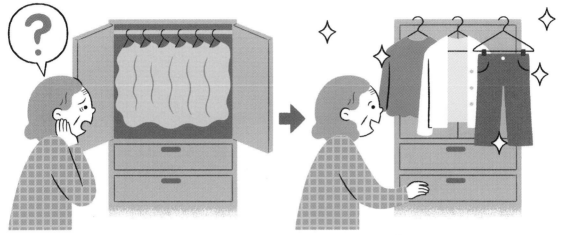

洋服ダンスの中に同系色の服が多く入っている場合、一つ一つが洋服だと認識できず、大きな塊のように見えてしまう。違う色や柄の服を選び、中にしまわないで壁やタンスの扉などにかけて、見やすい位置に置いておくようにする。ただし、小花柄や小さい水玉模様などは、虫に見えてしまうことがあるため避けたほうがよい。

た。最初のうちは、「派手な服ね、誰の服？」などと話していましたが、見慣れてくると着てくれるようになりました。色のコントラストがはっきりしていて見つけやすいようで、その後は自分で選ぶこともありました（**図5**）。

5．枕や掛け布団、敷き布団などの寝具にも配慮する

　寝るときにいつも掛け布団の上に寝てしまう人は、もしかすると敷布団と掛け布団の区別ができていない可能性があります。敷布団と掛け布団と枕の色をそれぞれ違うものにすると、頭（枕）の位置を理解でき、掛け布団をきちんとかけてくれることもあります。

　このように、私たちにははっきり違う色・違う物に見えるものでも、認知症の人にとっては同系色のものは塊に見えたり、つながって見えることがあるので、本人の行動をよく観察して、その行動がなぜ生じているのかを検討しましょう。

［　光による住みにくさへの工夫　］

　以前、DSDCのLesley Palmer氏に「認知症の人のための住環境で最も重要なポイントは何か」

と質問したところ、「それは"光"です」と即答されました。

　例えば、日中は落ち着いていたのに突然床を気にしながら落ち着かなくなったときは、室内にある物の影が穴のように見えていることが考えられます。さらに、太陽の動きに合わせて影が動くので、穴に落ちるのが怖くて移動することがあります。影のところに足を踏み出しにくそうにしていたり、椅子を動かして影から逃げるなどの行動を見かけたら、室内灯を早めに点けるなどの対応をしてください（**図6**）。室内で影を消すには、少し明るめの照明のほうがよいようです。

　ただし、明るい光は興奮させやすいといわれていますので、興奮がみられるときは照明などを少し暗くしたほうがよいようです。自然光が強い日中などでは、カーテンや障子などを利用して、光が柔らかくなるようにしましょう。

　なお、最近では、明るさを細かく調整できる機能のついた室内灯などもありますので、活用してもよいでしょう。明るさの調整ができない場合には、照明器具などに薄地の布などをかけたりして調整できます。

　また、夜間などトイレに起きた際に、暗くて場所がわかりにくくなることがありますので、センサーライト（人が近づくと自動的に点くライト）

図6　影が穴に見えてしまっている場合は…

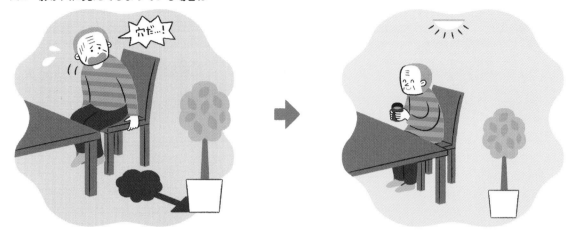

黒い影が穴に見えているため、落ちないように少しずつ家中を移動する。日が陰ってきたら早めに照明を点け、影が見えなくなるように配慮する。

図7　暗い室内ではセンサーライトなどを活用する

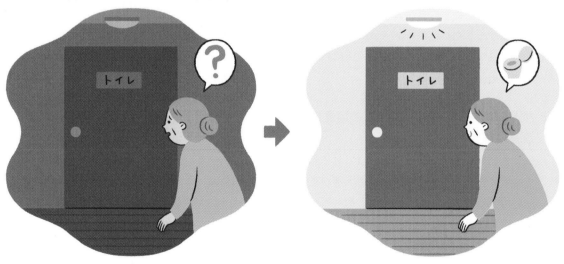

などを活用しましょう。より認識しやすいように、ドアにつけた表示がよく見える位置にライトをつけるのもよいでしょう（**図7**）。

　深夜、歩いてトイレに行くことはできてもトイレの場所がわからずに家族を起こしてしまうといった場合には、トイレの電気を点けておいてドアを解放しておくと、一人でも見つけやすくなることもあります。暗がりの中では明るいほうを見るものなので、トイレなど見てほしいところは明るくし、本人がゆっくり眠れるようベッド周辺は暗くしておくとよいでしょう。

認知症をもつ人への包括的アセスメント

内田陽子

包括的BPSDケアシステム®

認知症をもつ人の多くは在宅（自宅や施設）で生活をしています。訪問する職員は、限られた時間内での包括的アセスメントが求められます。症状や生活、その人らしさ、介護者等の状態を30分、60分、90分と時間内でケアを行いながら、集中的にアセスメントを行います。

筆者は、アセスメントとケア実践、評価が一体化した『包括的BPSDケアシステム®（p.170、資料参照。旧・認知症ケアのアウトカム評価票の改良版）』を開発しました。アセスメントの大きな柱は、①BPSD、②生活・セルフケア行動、③その人らしさ、④介護者の4つです（**図1**）。

訪問時にあいさつをした際、本人に笑顔があるか（笑顔は体調のバロメーター）をチェックし、ケアを実践しながら認知機能や生活機能、取り巻く環境などをチェックします。さらに、外見保持の観察やコミュニケーション、自宅での役割発揮などを観察し、その人らしさを判断します。介護者へは、話を聴きながら受容段階や接し方、疲労の程度を観察します。

「問題解決思考」と「プラス思考」

問題点ばかりに目を向けるのではなく、その人のできることやプラスの面もみます（**表1**）。プラスの面を探し、維持します。山口晴保先生の言

図1 包括的BPSDケアシステム®—アセスメントの4視点

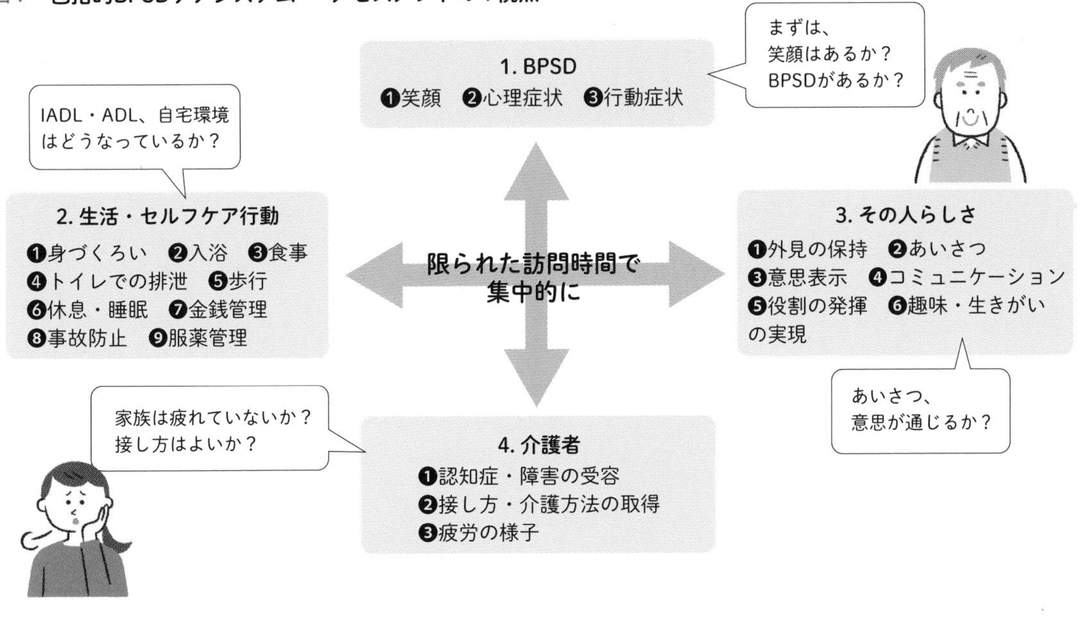

IADL・ADL、自宅環境はどうなっているか？

まずは、笑顔はあるか？BPSDがあるか？

1. BPSD
❶笑顔 ❷心理症状 ❸行動症状

2. 生活・セルフケア行動
❶身づくろい ❷入浴 ❸食事
❹トイレでの排泄 ❺歩行
❻休息・睡眠 ❼金銭管理
❽事故防止 ❾服薬管理

限られた訪問時間で集中的に

3. その人らしさ
❶外見の保持 ❷あいさつ
❸意思表示 ❹コミュニケーション
❺役割の発揮 ❻趣味・生きがい
の実現

あいさつ、意思が通じるか？

家族は疲れていないか？接し方はよいか？

4. 介護者
❶認知症・障害の受容
❷接し方・介護方法の取得
❸疲労の様子

う「認知症ポジティブ」のプラス思考です。めざすは、認知症治療ではなく、「いまHAPPY！ 幸せ、笑顔でいる」ことです。

できることも
アセスメントして伸ばすケア

表2は、認知症をもち独居生活をしているAさんのできることとできないことを、項目別にまと

表1 問題解決思考とプラス思考両方で包括的アセスメント

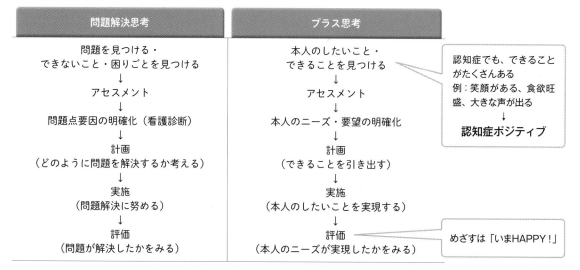

問題解決思考	プラス思考
問題を見つける・ できないこと・困りごとを見つける ↓ アセスメント ↓ 問題点要因の明確化（看護診断） ↓ 計画 （どのように問題を解決するか考える） ↓ 実施 （問題解決に努める） ↓ 評価 （問題が解決したかをみる）	本人のしたいこと・ できることを見つける ↓ アセスメント ↓ 本人のニーズ・要望の明確化 ↓ 計画 （できることを引き出す） ↓ 実施 （本人のしたいことを実現する） ↓ 評価 （本人のニーズが実現したかをみる）

認知症でも、できることがたくさんある
例：笑顔がある、食欲旺盛、大きな声が出る
↓
認知症ポジティブ

めざすは「いまHAPPY！」

表2 認知症をもち独居生活をしているAさんのできること・できないことと職員のかかわり

分類	自宅でのAさんの様子		小規模多機能型居宅介護施設 居宅介護職員のかかわり
	できること	できないこと	
電話	・施設やお店に電話をかける ・電話番号をメモで貼る	・電話番号を覚えておく	・お迎えの前に連絡を入れる ・店に施設の番号を伝えた
食事準備	・近所のコンビニと薬局に買い物 ・調理済みの物を食べる	・スーパーでの買い物 ・調理	・**一緒に確認して買う** ・買いすぎて溜めた物の処分 ・配食サービスの導入
洗濯	・なじみのクリーニング店を利用	・洗濯機の利用	・**着てきたものを一緒に洗濯**
外出	・なじみの薬局に雑談に行く	・徒歩で行けない範囲の外出	・近隣のバラ園等に職員・利用者で遠足
睡眠	・自宅で一人で寝る	・家が心配で施設での泊まりは断る	・不安の発言があるときは、安心して施設に泊まるように提案
施錠	・家の玄関と門の施錠 ・インターホンの利用 ・玄関の1つの鍵はかけられる	・鍵を複数個管理する	・鍵屋に施設の連絡先を伝えた ・鍵を鞄につけるよう提案 ・チェーンを一緒に買い、鍵を1つにまとめる
見当識	・メモする ・メモを貼る ・新聞の日付を確認	・訪問と通いの予定を覚えられない ・休日がわからない	・新聞でのチェック ・デジタル時計を一緒に購入、**日時の確認** ・メモの確認と整理

色字：特徴、**太字**：できるようになったこと、➡：支援

めたものです。これを見てみると、Aさんはスーパーでの買い物はできませんが、スーパーよりも広くなく商品も限られているコンビニでなら買い物ができます。また、鍵を複数個管理することは難しいですが、家の玄関の施錠はできることがわかりました。

Aさんが利用している小規模多機能型居宅介護施設の職員は、Aさんのできないことばかりではなく、できるところにも目を向けて、それを伸ばすケアを行っていたことがわかります。

視点取得での包括的アセスメント

認知症ケアにおける"視点取得"とは、ケアする側からだけで考えるのではなく、認知症をもつ人の立場を積極的に考えることです（**図2**）。

例えば、レビー小体型認知症の人から「怖い顔をした人が立っている」と訴えられた際、それが壁の染みであっても、本人には病気のためにそのように見えるということを理解します。また、訪問やケアの際なども、自分を振り返り「相手から見たら、マスクをしたあやしい女が突然現れてびっくりするだろうな。だからマスクを外してあいさつしよう」と考えるなど、積極的に相手の視点に立ってアセスメントして対応します。

認知症の人は、視点取得能力は低下、自分が見えている世界がすべてです。相手に求めず、ケア・介護する側が積極的に視点取得（相手の立場から考える）をすべきです。

認知症をもつ人のニーズの診断

私たちは、何よりも安全面のニーズを考え、それを優先しがちです。

表3は、認知症をもつ高齢者にニーズをインタビューした結果です。これを見ると、「人とつながっていたい」「自分で何かをやりたい」など、高次のニーズが上位に挙がっています。ケアする側のニーズを優先する前に、認知症の人自身が最も願っているニーズは何かをアセスメントします。

認知症ケアの4つの柱

認知症ケア実践の要素も、アセスメントと同様に4つに集約されます（**表4**）。また、家族や介護者がみる視点も4つのステップに分かれています（**表5**）。いま、家族はどのステップにいるのかを把握し、受容とケアの方法を促します。

図2　認知症の人が住む世界を、視点取得でアセスメント
　こちらの視点で考えるのではなく、認知症の人の立場に立って、その視点から積極的にアセスメントする

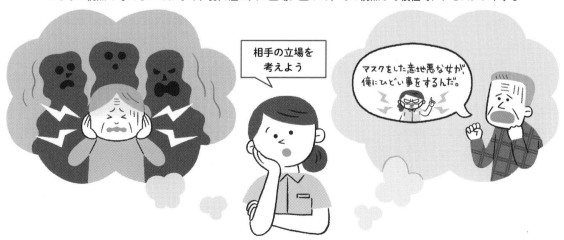

相手の立場を考えよう

マスクをした意地悪な女が、俺にひどい事をするんだ。

表3　認知症をもつ人のニーズ・要望

大カテゴリー	小カテゴリー
人とつながっていたい	円満な関係でいたい 迷惑をかけたくない 家族と生活したい 頼りになる人がほしい 会いたい人がいる 家庭の問題を解決したい
自分で何かをやりたい	趣味、生きがい、楽しみをもちたい 自己を高めたい 外へ出たい 恩返しがしたい できることは自分でやりたい
健康を保ちたい	もの忘れをどうにかしたい 健康でいたい、長生きしたい 痛み・障害をどうにかしたい あきらめ・妥協することもある 死ぬなら自分の希望もある
自分の生活のしかた、ペースを保ちたい	我慢せず、自由にやりたい 早めにして自分でやりたい 以前のような生活をしたい ゆっくり、のんびりやりたい 平らでいたい
周囲の人にはこのように接して欲しい	よくしてほしい、やさしくしてほしい 話を聞いて欲しい 隠さずはっきり言ってほしい 認めてほしい、尊敬されたい 気にしてほしい
その他	

奥村朱美，内田陽子：介護老人保健施設入所中の認知症高齢者のニーズの特徴．老年看護学 2009；13（2）：100を参考に作成

表4　認知症ケア実践の4つの視点

1．身体的ケア	①認知症の特性を理解しながら ②せん妄やBPSDを起こす疾患・症状の治療・緩和：甲状腺機能低下症、ビタミンB$_1$・B$_{12}$欠乏症、低酸素症、高血糖、電解質異常、脳・髄膜炎、脳腫瘍、正常圧水頭症、慢性硬膜下血腫、うつ病、発熱、感染、脱水、疼痛、便秘、嘔気
2．治療・薬剤調整	①せん妄やBPSDを起こす薬剤の調整（例：抗潰瘍薬、抗コリン薬、抗精神病薬など） ②最近服用を開始した薬剤（例：感冒薬など） ③インスリン注射から内服薬へ変更
3．環境整備	①ストレスにならない環境調整 ②安心させるかかわりかた
4．介護者への負担軽減	①相手を反省させるかかわりから、介護者が楽になれる・受容できる対応

表5　家族・介護者のみる4つの視点

第1ステップ とまどい・否定	奇妙で不可解・縁遠い →文句を聴いてあげる
第2ステップ 混乱・怒り・拒絶	異常で困惑させられる行動の連続 →サービスでカバー
第3ステップ 割り切り・あきらめ	やむを得ない行動・どうしようもできない →ねぎらいとあきらめの相談
第4ステップ 受容	人間的・人格的理解 →褒める・尊敬する

　なお、認知症の症状については、加齢によるものなのか、疾患によるものなのか、せん妄なのか、BPSDなのかを見きわめる必要があります。例えば、急におかしくなるのは認知症の悪化ではなく、せん妄の可能性が高いです。認知症の人はせん妄になりやすいですが、せん妄は治療で改善することが可能です。

　BPSDではその原因を探ります。BPSDを予測し、怒りのスイッチを入れないことが重要です（事例①、②）。

［ 認知機能と生活機能を同時にアセスメント ］

　認知症の経過からみた認知機能とADL低下の関連性を図3に示します。これをみると、認知症初期では金銭管理と通信、服薬、外出に支障をきたすことがわかります。もしも高額な不当請求などが見つかったら、それは認知機能低下のはじまりと疑い、その防止や契約破棄の対応を行います。詐欺被害など警察が関与するようなことがあれば、それを機会に見回りなどの協力を得るようにします（図4）。

　また、服薬については、外来診療の際、本人が

図3 MMSEスコア（認知機能）とADL（日常生活動作）低下の関連性

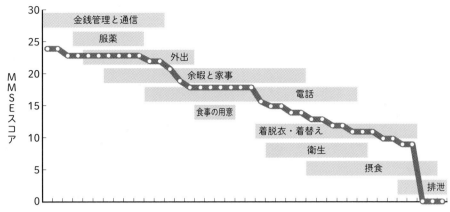

1）封筒、切手、文房具、住所録など　　2）勘定の支払い、貯金、家計
3）懸賞の応募、年賀状なども含む　　　4）買い物に出かける際の財布、お金、クレジットカードの準備
5）徒歩で行ける場所

> DAD（Disability Assessment for Dementia）：基本的に在宅のアルツハイマー型認知症患者を対象としたADL（Activities of Daily Living）の評価尺度で、運動機能障害のない患者に対して行われる。

Arrighi HM, Gélinas I, McLaughlin TP, et al：Longitudinal changes in functional disability in Alzheimer's disease patients. Int Psychogeriatr 2013；25（6）：929-937より改変して転載（監修：川崎医科大学 認知症学 教授 和田健二 先生）

「薬はきちんと飲んでいます」と話していても、実際は多くの残薬がみつかることがあります（図5）。そのような場合は、認知機能を評価しながら、その人の生活状況も推測して主治医に相談し、薬剤の減量や一包化を行うようにしましょう。

事例① BPSDの原因をアセスメント─BPSD予測は可能！ 怒りのスイッチを探そう！

- Bさん、男性、80歳代、妻と二人暮らし。要介護3、認知症の診断なし。

- 訪問看護依頼の目的：パーキンソン病の症状観察・服薬管理・入浴介助。

- Bさんの主介護者である妻から、「最近、夫が殴りかかってくるようになった」という相談を受けました。BPSDだと判断し、暴力の原因を調べるために十分なフィジカルアセスメントを行ったところ、下腹部に硬い物が触れ、便秘であることがわかりました。BさんのBPSDは、便秘でイライラしているところに、妻が失禁の対応をしようとパンツをいきなり触ったことが原因だったのです。

- そこで、以下の対応を妻にアドバイスしました。それは、緩下剤を使用してトイレにさりげなく誘導、失禁時には「お父さん、お風呂がわきましたよ」などさりげなく本人に声をかけ恥をかかせないようにパンツを交換する、などです。その後、妻を殴ることはなくなりました。

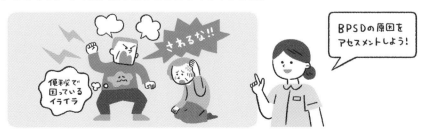

図4　詐欺被害に遭わないようにするには…

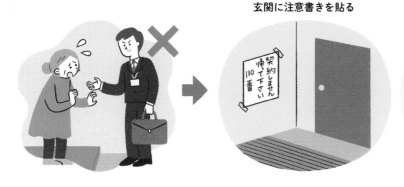

玄関に注意書きを貼る

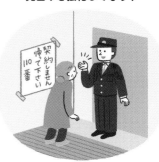

見回りを強化してもらう

図5　服薬管理：残薬チェックで引き算の服薬

本人が「きちんと飲んでいる」と言っても、
多くの残薬がみつかることがある

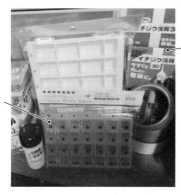

配薬ボックスが活用
できず放置したまま

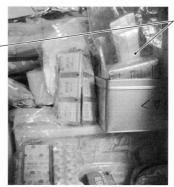

便秘への不安が強く
浣腸や下剤を大量に
ため込んでいた

事例②　BPSDの原因をアセスメント―疑わしい薬剤を探そう！

● Cさん、女性、80歳代。要介護1、グループホーム入所中。抗精神病薬を3種類服用中。

● Cさんは、デイサービスでほかの利用者を怒鳴る、暴言を吐くなどがあったため受診してもらったところ、抗精神病薬を処方されました。

● 受診後、暴言・暴力はおさまりましたが、うつろな目をして床を這っていました。椅子に座ってもらおうとすると、上肢がガタガタと動きます。心配になった看護師が身体検査を行いました。

● すると歯車現象がみられたことからすぐにレビー小体型認知症を疑い、薬剤の過敏反応と判断して主治医に相談しました。その結果、抗精神病薬は減量・中止となり、レビー小体型認知症の治療が開始され、Cさんは元気を取り戻すことができました。

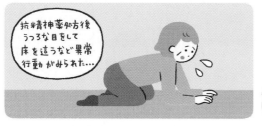

抗精神薬処方後
うつろな目をして
床を這うなど異常
行動がみられた…

おかしいな？
フィジカルアセスメントで
BPSDの原因を探そう！

地域での協力をあおぐ

1. 外出時の注意と地域の協力

外出では、身体失認とともに自ら運転している車を傷つけても自覚がありません。認知症の人は、交通事故を起こす可能性が高いため、運転免許の返納を勧めたり、ほかの交通手段の確保を行うようにします。乗り慣れないバスを利用する際は、乗下車や料金支払いなどに戸惑い、走行中に立ち上がって転倒となる可能性もあります。運転手は、アナウンスを行うとともに運転中の目配りが必要となります（**図6A**）。

また、**図6B**のように、公共のトイレでは複数の情報表示が重なっていて、どちらが男性用か女性用かわからなくなることがありました。このケースでは、駅員に相談してポスターを取り除くようにしてもらいました。

このように、医療・介護従事者以外にも、地域での協力を仰ぐ必要が多くあります。

図6 外出時も地域に協力をあおぐ：外出手段の確保と、混乱しないための表示例

A バスに乗れるか？：乗下車や料金支払いにとまどい、走行中に立ち上がらないよう運転手だけでなく周囲の人も気を配る

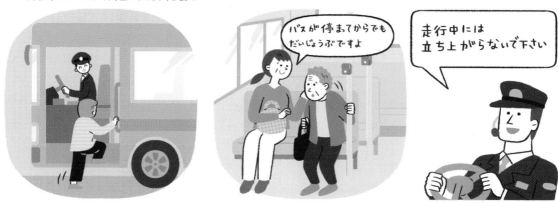

B 公共トイレの表示：トイレの前に女性のポスターが置かれ、トイレの表示がわからない
→駅員に相談して撤去してもらい、文字での表記もしてもらう

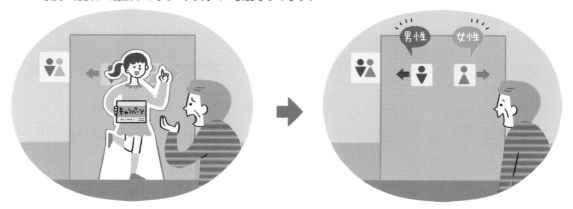

2．家の中での注意と地域の協力

　毎日の家事は、しなければだんだんできなくなってしまいます。混乱して疲れやすくなる認知症の特徴に配慮しながら、本人のできることをみつけて働きかけましょう。例えば、背の高い物干し台では洗濯物を干すことができなくても、低い位置に干し場を作ると下着や靴下なら干せるでしょう。また、ヘルパーに買い物を頼む際、すべてをヘルパーに委ねるのではなく、本人が希望する物品をメモしてもらうなど、できることは自分でしてもらうようにします（**図7**）。

　認知症の人は、目の前に見えている物しか注意が向きません。そこで、冷蔵庫や洋服棚などにしまうときも、本人の目が届き、見やすい場所に使う物を配置します（**図8**）。

　また、ゴミ捨ては、分別や収集日の認識と把握、集積所まで捨てに行く、といった能力が必要ですので、認知症の人には難しいこともあります。本人の意思を尊重しながら、近所の人やヘルパーの協力をあおぐようにします（**図9**）。

　このように、地域で生活するためには、在宅ケア機関の職員だけでなく、地域のあらゆる人の協力が必要となります。

図7　本人ができることを毎日繰り返し行えるように工夫

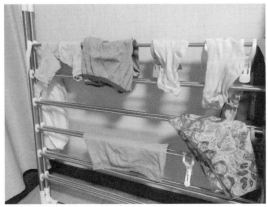
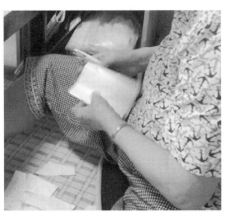

下着やハンカチなどは手洗いしてもらい、手が届くところに干し場を設置する。

買ってもらいたい食材などをメモして、ヘルパーへ渡すようにする。

図8　整理整頓し、本人の目が届く位置に使う物を置くように工夫

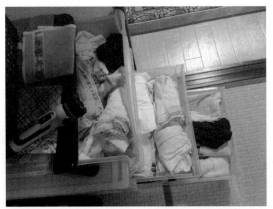

・認知症の人が見て、確認できる範囲。
・失認、失行や視力・聴力・見当識・記憶力の低下を考慮した援助。
・1日の行動や気候を予測して、必要な物を目に届く範囲で整理。

図9　ゴミの管理・援助

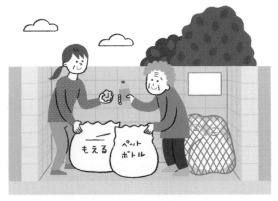

・ゴミ捨ては曜日・時間・分別や持ち運びなど、さまざまな能力が求められる。
・例え自宅の目の前がゴミ集積所でも、捨てることができないとゴミ屋敷になってしまう。

[声かけと心地よいケアを実践]

認知症の人は金属音が苦手です。例えば、ストーマケア（洗浄）などでは、ちょっとしたはずみで不快な金属音が立ってしまいます。さらに、説明もなく突然局所に触れると相手は驚いて拒否する場合があります。ケアの前に必ず本人の了承を得るようにしましょう。ケアの際は、笑顔で説明をしながら、金属音を立てないようにマッサージや洗浄など心地よいケアを行います。ケアが終わったら、協力していただいたことに感謝の意を示します（**図9**）。「急がば回れ」の順序を考慮したケアを行いましょう。

[事例演習での包括的アセスメントと ケアプラン]

最後に、事例演習での包括的アセスメントとケアプランを紹介します。

Dさんは心不全と糖尿病で訪問看護を依頼されましたが、認知症の疑いがあり嫉妬妄想で困っている事例です。Eさんは突然騒ぎ出し家族も困っていましたが、疾患をみつけ、改善した事例です。

いずれも、包括的アセスメントの4つの視点（**図1**）が功を奏した例です。

図9　成功するストーマケア（洗浄）の流れ

①洗浄に使用する湯の温度を確認（熱すぎず、ぬるすぎず）

②やさしく洗浄

③シンプルで楽しいストーマパウチを用意する

④最後は笑顔で、感謝の気持ちを伝える

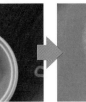 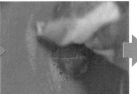  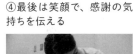 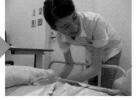

認知症の人の生活を応援するための Q&A

Q 同居している父親が、最近怒りっぽくなってきました。「お金を盗まれた」と事実ではないことを話すため、かかわることが負担です。認知症だと思うので受診させたいのですが、"認知症"という言葉を出すと怒り出します。かかりつけの医療機関もありません。どうしたら怒らせずに病院に連れて行けるでしょうか？

A 各市区町村には、「認知症初期集中支援チーム」が設置されています。このチームは、在宅で生活されている認知症の人や認知症の疑いのある人を適切な医療や介護などのサービスにつなげるための集中的な支援を行うものです。相談の窓口は市町村により異なりますが、連絡をするとチーム員が本人の心情にも配慮しながら、医療機関への受診をお手伝いしてくれます。認知症の人への対応方法も教えてくれますので、困っていることを伝えてみましょう。また、医療機関に設置されている「認知症疾患医療センター」でも受診を含めた認知症に関する相談を受けつけています。

その他、かかりつけでなくても、近くの医療機関などに事前に相談してみると、健康診断という名目で受診を協力してもらえます。本人（お父様）の自尊心を傷つけないような対応を心がけましょう。

（宮澤真優美）

事例演習① Dさん、80歳代、女性、認知症の診断なし

・既往歴：心不全、糖尿病

・認知症の診断：なし

・家族構成：夫と二人暮らし

・糖尿病のインスリン注射が困難なため、訪問看護（医療保険）導入

・その他、サービス利用なし

・玄関・居室にはゴミが散乱している

・台所には缶詰やカップラーメン、菓子パンや弁当など

・夫や看護師に対し「浮気ばかりしている！ あんた（看護師）もグルだろう！」、夫「バカを言うな！」と反論し、ケンカを繰り返す

Dさんは認知症の診断はありませんが、居室にゴミが錯乱し、調理もしていない様子から認知機能低下が判断でき、夫に対しての嫉妬妄想が考えられます。

ケアプランでは、①身体的ケア、②治療・薬剤調整、③環境整備、④介護者への負担軽減が必要となります。インスリンから経口薬に変える、ヘルパーの導入とヘルパーの接し方、生活の援助について具体策を挙げました（表4、p.42）。

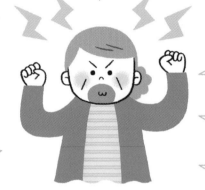

家事は得意？

認知症の診断がついていなくても、認知機能が低下している可能性が高い

脳の血中酸素濃度は？

インスリン自己注射は可能？経口薬に切り替える？

血管病変あり

IADLや認知機能が低下している

夫も認知機能が低下？

妄想あり、不安が根底にある

介護力：お金・介護の手・技術・感情のサポートはあるか？

ケンカが1日中絶えない→悪循環

調理や買い物の能力低下、塩分過剰摂取により心不全悪化→生活支援必要

サービス拒否

Dさんの問題点（ニーズ）とケアプラン

問題点（ニーズ）	ケアプラン
1．身体 #血糖コントロール不良 #心不全悪化 →体調不良なく過ごしたい 2．治療・薬剤 #インスリンの自己注射ができない →注射したくない・他の方法を考えてほしい 3．生活環境 #ゴミ出し・掃除・IADL低下 →家事ができないので手伝ってほしい 4．介護者 #高齢の夫の本人への対応力が弱い →夫に見捨てられたくない、一緒に居たい	①訪問看護師やケアマネジャーは、「一生懸命に生活されておられ、力になりたい」ことを誠実な態度でDさんに何度も伝える ②インスリン注射から経口薬への切り替えを主治医に相談 ③訪問時に血糖値・体重の測定、心音の聴取 ④介護保険申請、お試しヘルパーの導入 （買い物、料理、掃除、家事援助から） ⑤ヘルパーには、常にDさんの味方になってもらう ⑥訪問看護師やヘルパーが訪問したときは、夫は別の部屋で休んでもらう ⑦ケンカをするときの声のトーンをやさしく変えてもらう、10に1つはやさしい言葉かけをしてもらうよう夫に相談 ⑧認知機能低下に考慮した生活援助 ⑨掃除はDさんをねぎらいながら一緒に行う

事例演習② Eさん、90歳代、男性、アルツハイマー型認知症

・認知症の診断：アルツハイマー型認知症（ドネペジル服用）
・家族構成：妻
・「犬に頭をかまれた！」と大騒ぎする。
・妻は「犬なんていない！　と言ったら叩かれた」「よく怒るようになった。認知症の薬も効いていない」と話す

　Eさんは「犬に頭をかまれた」と大騒ぎしています。これは、認知症の悪化と判断されがちですが、症状が急であることから、何か体調に変化が起きたと考えられます。

　そこで、くまなく身体を調べたところ頭部の発疹を見つけたため受診をし、帯状疱疹が発症していることがわかりました。すぐに治療を開始したところ、Eさんの大騒ぎはなくなりました。

　この事例のケアプランも、①身体的ケア、②治療・薬剤調整、③環境整備、④介護者への負担軽減が軸となっており、包括的BPSDケアシステム®が基盤となっています（図1〈p.39〉、表4〈p.42〉）。

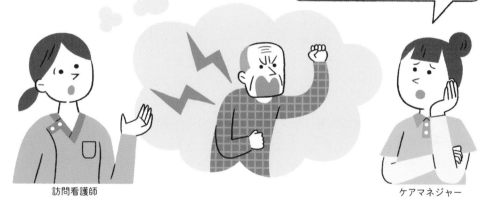

急に大騒ぎをするのはせん妄。
どこかに原因あるはず…

BPSDの悪化はどうしたらいいでしょうか？奥様も困っています

訪問看護師　　　　　　　　　　　　　　　　ケアマネジャー

Eさんの問題点（ニーズ）とケアプラン

問題点（ニーズ）	ケアプラン
1．身体 ＃帯状疱疹 →頭部の痛みをなんとかしてほしい 2．治療・薬剤 ＃薬剤は拒否 →薬が多いと飲み込めない・減らしてほしい 3．生活環境 ＃日々の生活が困難 →痛くてつらい、何とかしてほしい 4．介護者 ＃妻の介護負担が重い →本人が早くよくなって落ち着いてほしい	①受診→帯状疱疹の治療法（軟膏、服薬）を医師から本人に説明してもらう ②抗ウイルス薬服用→妻に服用ゼリー剤を買ってきてもらう ③帯状疱疹の観察、軟膏塗布、服薬援助 ④妻には、帯状疱疹が治癒すれば今よりも穏やかになることを伝える ⑤易怒性が続けば、ドネペジルの中止を医師に相談する ⑥訪問介護、配食サービスの導入を検討する ⑦10に1つはやさしい言葉かけをしてもらうよう妻にお願いする

認知症をもつ人の生活へのケア

内田陽子

認知症をもつ人の生活支援の意義

認知症の人に「生活できていますか？」と外来で医師が尋ねると、「はい、大丈夫です」と答えることが多いです。しかし、実際に自宅へ訪問すると大丈夫ではないことがあります（**表1**）。

毎日の生活は、更衣、調理、食事、後片づけ、掃除、洗濯、買い物と、さまざまなIADL（手段的日常生活動作）や基本的なADL（日常生活動作）の積み重ねと繰り返しです。めんどうですが、それらをしなくなると次第にできなくなっていきます。

手を出しすぎず、本人の体調を気遣いながら、できることは自分でしてもらい、できないことは一緒に楽しく行います。これが、生活支援の原則となります。

困難になる生活機能と支援

認知症のレベルと困難になる生活機能を**表2**にまとめます（p.43、図3も参照）。

認知症初期では、金銭管理や買い物などに支障をきたすようになります。交通機関の利用も困難になることから、遠方に外出しなくなります。決められた時間に正しく服薬することができずに、残薬が増えます。家事も困難になり、家の中が散らかるようになります。

中期では、整容や入浴が難しくなり、身だしなみも悪くなります。また、失禁や転倒もたびたびみられるようになります。

末期では、寝たきり、嚥下困難となり、肺炎などで死に至りますので、初期から中期での生活支援が特に重要です。

1．認知症初期に困難になる生活機能への支援

1）金銭管理への支援（表3）

早めに預貯金の整理を行い、管理する人（家族や親戚、知人、後見人等）を決め、手続きを済ませておきます。

無駄な物を大量に購入する、不当な物や請求書があるなどがみられたら要注意です。クーリングオフ制度を利用する、貼り紙を貼って注意喚起を促すなどの対策を考慮します。

毎日の買い物には、扱いやすい金額を大きめで目立つ色の財布に入れて、本人の目につく場所を決めて配置します。「財布をなくした」と大騒ぎしても、大体の場合はすぐに見つかることが多いので、「ひとまずは、これでお願いします」と伝えて、別の財布を渡します。また、小銭を数えることが難しくなりお札で支払うことが多くなるため、小銭が貯まっていきます。ときどき、小銭を貯金箱に入れたりお札に両替するなど、小銭が少なくなるようにします。小銭が多いと、支払い時に硬貨を落としたりすることが多くなります。また、それを拾うのは大変です。

レジでの支払いが遅くても、あたたかく見守り、待つことが大切です。

表1　認知症をもつ人の生活支援の意義

困りごと	ケアのポイント
いろいろと生活に困っていても言えない	本人は大丈夫と言っても実際は困っていると察する
しなければできなくなるが、めんどうである	手を出しすぎず、本人のやる気を引き出す
できないことを叱られ、落ちこむ	昔からやっていることはできることがある、褒める
嫌がっているとき・調子が悪いときは特にできない	生活行動は集中力を要し、疲れやすいので休みを入れる 体調管理に努める、無理にさせない

表2　認知症のレベルと困難になる生活機能

認知症のレベル	困難になること
初期	・金銭管理・買い物（無駄なものを購入したり、詐欺被害に遭うことがある） ・交通機関の利用・電話（外出しなくなる、迷子になる、電話がかけられない） ・服薬管理（残薬が増える） ・掃除・洗濯・調理・食事の支度（家の中が散らかる、栄養不良・脱水になりやすい）
中期	・整容・入浴・更衣 ・排泄（失禁が多くなる） ・歩行（転倒しやすくなる、寝たきりになっていく）
末期	・食事（嚥下が困難になり誤嚥性肺炎を繰り返す、胃瘻の決断が迫られる）

表3　金銭管理の支援

困りごと	ケアの例
預貯金の管理が困難（どこに、どれぐらいの金額があるのか、満期日や暗証番号がわからない）	早めに預貯金の整理・管理する人を決めておく 置き場所を決め、満期日をメモ表示
詐欺被害	詐欺被害防止の貼り紙、クーリングオフの利用
毎日の金銭管理・支払い	光熱費などは自動支払いにする 毎日の買い物は扱いやすい金額をわかりやすい財布に入れる
レジでの支払い（小銭が掴めない、銀貨の区別ができない、小銭の計算ができなくなる）	あせらせないように声をかけて、援助する 財布の中の小銭を整理

2）買い物・調理への支援（表4）

　毎日の献立を考えて買い物や調理をすることは健常者でも大変なことです。認知症の人では、認知機能の低下とともに同じ献立が続く、味つけがおかしくなる、鍋を焦がすといったミスも多くなります。また買い物でも、献立に応じて食材を選び、買い物袋に入れて自宅に持ち帰るということが困難になっていきます。

　群馬県渋川市の社会福祉法人渋川市社会福祉協議会（社協）では、「ささえあい買い物事業～あいのり」というサービスを行っています。これは、社協と民間企業が力を合わせて取り組んでいる事業で、事前登録しておくと社協でタクシーに相乗りするメンバーを調整してくれるサービスです。利用者（高齢者）は、スーパーなどの店舗から距離に応じた乗車料金を支払いますが、料金の一部は店舗と社協でも負担するので、通常の乗車料より大幅に安い料金で買い物に行くことができます。そして、他者との交流が生まれます。

　他の各地域でも自治体やNPO法人、企業などが買い物支援や宅配・配食サービスを行っているところもあるため、それらの利用を検討します。

表4 買い物・調理の支援

困りごと	ケアの例
毎日の献立を考え、必要な食材を選ぶのが面倒になる	簡単にできる献立の提案 レトルト食品や惣菜をうまく利用する 買い物メモの作成 見える場所に食材を置く 見やすいように冷蔵庫の中を整理する
スーパーなどが遠く、買い物に行く足がない	近所づきあい（近隣の人にお願いする） 近くのコンビニ、自動販売機やヘルパーの利用 行政の支援、宅配サービスの利用
同じものを何回も買ってしまう	常同行動が原因の場合は店員に相談する 買ったものを見える場所に置いておく 中身が見えるよう透明の袋などに入れる
鍋を焦がしてしまう （火災の恐れ）	火を使わない調理器具の提案（電気釜、IHコンロの設置など）

表5 服薬管理の支援

困りごと	ケアの例
いつ、何を、どのぐらい飲めばよいかわからない	医師に相談して、薬の減量・減種類・減回を検討してもらう（最低限必要な薬は何か決める） 服用1回分毎に一包化する 服薬カレンダーを活用する 家族やヘルパーに協力をあおぐ 服用後の薬の空き容器などを捨てたゴミ箱は、すぐに片づけずに後で確認できるようにしておく タイミングをみて声かけ、電話をする
手先がうまく動かず、薬を取り出せない	1回分毎に一包化（たくさんの袋や包装シートから取り出さなくてもすむように）、各包装に切れ目を入れる
うまく飲み込めない	口腔内崩壊錠やシロップ、貼付薬に変更する 服薬ゼリーを利用する
服薬拒否	見守りしながら飲んでもらう 肯定的な言葉をかける（例：「名医の○○先生のお薬だからよく効くらしいよ」） 訪問看護師やケアマネジャーが勧める 砂糖やジャム等に混ぜて甘くする 少量のご飯に混ぜる お願いの言葉と気持ちを伝える 服用後は感謝とねぎらいの気持ちを伝える

3）服薬管理の支援（表5）

　服薬は、いつ、何を、どれくらい飲むか、毎日注意を払い正しく服用することが求められますので、服薬管理は認知症初期から困難になります。外来などで本人に尋ねても、「うまく飲めず薬が溜まっています」とは訴えません。しかし、自宅へ訪問するとその状況がわかります。

　服薬管理は、家族やサービス職員にも確認し、早期に状況を把握して主治医に相談し、薬剤の減量などを含めて調整を図ります。また、薬剤師には直接利用者の状況や訴えを聴いてもらい、一包化や薬袋の表示などを工夫してもらうとよいでしょう。

　錠剤や散剤などがうまく飲み込めない場合は、

表6　洗濯の支援

困りごと	ケアの例
汚れたものをいつまでも着て、洗濯しようとしない	「これ、着てみませんか？　お似合いの色ですよ」などポジティブな声かけ
洗濯機がうまく使えない 手を上げられないので洗濯物が干せない 手指がうまく動かせないので洗濯バサミが使えない	洗濯板を使って手で洗えるようにする 低い位置で干せるグッズを利用する 大きな洗濯物は家族が行う コインランドリーを利用する ヘルパーに手伝ってもらう

表7　整容の支援

困りごと	ケアの例
身なりを気にしなくなる	外出の機会、異性との接触、社会交流を増やす
TPOや季節、衣服の組み合わせ（コーディネート）ができなくなる	声をかける、アドバイスする（例：「こっちのほうが涼しいですよ」、「この色がお似合いですよ」など） 店員のポジティブな声かけ
うがいや歯磨きをしたがらない	見本を示して想起を助ける 準備ができたら行ってもらう

口腔内崩壊錠やシロップへの変更、服薬ゼリーの使用などを考慮します。

　服薬拒否の場合は、医師や薬剤師等専門家から話してもらう、砂糖やジャムなどに混ぜて苦味を弱める、などの方法もあります。

4）洗濯の支援（表6）

　汚れた衣類をいつまでも着用している場合は、かける言葉に注意します。

　「汚れているから洗濯しましょう」と言うのではなく、替えの服を見せて「このお洋服いかがですか？　お似合いだと思いますよ」などポジティブな言葉で声をかけましょう。

　また、洗濯したものを物干しにかけられない、洗濯機がうまく使えない、手先がうまく動かせず洗濯バサミが使えないなどの不自由があれば、道具を工夫します。

2．認知症中期〜末期に困難になる生活機能への支援

1）整容の支援（表7）

　認知機能が低下すると着衣を気にしなくなりま

す。柄物のシャツに柄物のズボンを合わせるなどコーディネートに無頓着になる程度から、冬に夏服、夏に冬服を着用する、葬式に喪服ではなく派手な服を着て行くなどTPOをわきまえることができなくなるなど、さまざまです。また、洗面や歯磨き、整髪などもおっくうになります。

　整容の支援には、洋服や洗面道具など物品を整えて、声をかけ、やり方の手本をみせます。身だしなみが整ったら、気持ちよくなったこと、きれいになったことをともに喜びます。加えて、新しい友達等との出会いがあれば最高です。

2）入浴の支援（表8）

　入浴拒否がある場合は、その原因を考えて、原因に応じた対策を考慮します。

　例えば、入浴を介助する際、慣れている自宅でも他人に裸にされるのは羞恥心があるでしょう。そこで、まずは入浴剤の香りや洗面器の音などで想起させます。拒否が強い場合は、足浴や手浴を行い、心地よさを体験させ、気持ちがほぐれたところで入浴に誘ってみます。

　逆に、いつまでも浴槽に浸かって出たがらない

表8　入浴の支援

困りごと	ケアの例
入浴したがらない	①拒否の原因を考える：面倒、裸になるのが怖い・恥ずかしい、何をされるのかわからない、疲れる、他人がいる　など ②原因に応じて対応する：入浴の順番、時間帯、担当者の工夫、手際よく足浴・手浴から始める、さりげない声かけ、浴室を開けて本人に見せる　など
体は動くが、手順がわからない	声かけと部分介助
転倒などの危険	転倒・溺水防止：更衣室の床を拭く、手すりや浴槽内の滑り止め シャワーチェアー、入浴前後の体調管理、入浴後の水分補給
浴槽から出たがらない	歌を歌う、数をかぞえる、昔話を一席するなど、一段落つくタイミングをつくる

表9　排泄の支援

困りごと	ケアの例
抑制がきかない・がまんができない・失禁 （前頭側頭型認知症）	常同行動を利用したケア（決まった時間にトイレへ誘導する） 排尿する場所に置いている物（壺や傘たて、植木鉢など）は片づける
切迫性尿失禁・尿閉 （レビー小体型認知症）	日内変動を利用したトイレへの誘導 尿取りパッドの選択と工夫・間欠的導尿
機能性尿失禁・腹圧性尿失禁・頻尿 （アルツハイマー型認知症）	トイレに目印をつける トイレへ誘導して成功したら褒める（排尿自覚刺激行動療法）
おむつ破り	パッドの工夫 失禁対応型の布パンツの使用
おむつ交換を拒否する	すぐに交換するのではなく、手浴など快適ケアをして、その流れで本人に声をかけて交換する
便器から排泄物がはみ出てしまう	便器に印（◎など）をつける すぐに片づける

場合は、得意な歌を歌ってもらって一段落つけるなどし、「歌が終わりましたね。さあ、出ましょう」などと声をかけます。

入浴後は、気持ちよくなったことを本人とともに喜び、協力してもらったことに感謝をします。入浴は、恐怖ではなく気持ちのよい、私たちと仲よくなれる時間だとわかってもらうようにします。

3）排泄の支援（表9）

排尿のメカニズムは、尿意を認識して、トイレの場所を確認し、排尿の準備ができたところで大脳の指令で最終的に判断して排尿となります。認知症になると、脳や身体諸機能の低下などさまざまな理由から失禁したり、逆に排尿できずに残尿が溜まり苦しむことがあります。

例えば、前頭側頭型認知症は、抑制がきかずにトイレではないところで排尿することがあります。この行動には悪意がないため、介護者とトラブルが起きることも多いです。しかし、このような場合は、本人に反省を促すのではなく、排尿してしまう場所にある物を片づける、立ち上がったらトイレに誘導するなど、こちらが注意を払います。また、トイレでの排泄の習慣づけが困難な場合は、排尿してもよいように、中におむつを敷いた壺を置いておくなど、環境を調整するのも一つ

表10　食事の支援

困りごと	ケアの例
食事を口に運ばない →食事を認識できない	「お味噌汁ですよ」と声をかける 見てもらい、匂いなどの感覚に働きかける 黒い茶碗にご飯を入れる 実演する 手を添えて介助する
そわそわして食べようとしない →注意が働かない	テレビを消して周囲の人に静かにしてもらう 過剰に声をかけない トイレに行きたい、失禁したかもしれないなどの場合は排泄を確認する
いつまでも口に溜め込んで嚥下しない →脳の認識と嚥下タイミングが合わない	食事前の嚥下体操や頬・舌のマッサージ １口ずつ声かけをする 頬や首をなでて嚥下を促す 聴診器で咽頭や気管の音を聞く（嚥下の後） 首の回旋 ソフト食やトロミ食など食事の形態を工夫して嚥下しやすくする

の方法です。

レビー小体型認知症は、急に尿意が生じて失禁（切迫性尿失禁）してしまうので、着脱しやすい下衣（ズボン）の着用、尿取りパッドの装着などで対応します。また、尿閉には留置カテーテルでなく、まずは間欠的導尿で対応します。

その他、認知症になるとトイレの場所がわからなくなる、排尿行動の順番が混乱する、トイレの使い方を間違えるといった失敗もみられます。

排泄は本人の自尊心に影響しますので、トイレの表示をわかりやすくする、やさしい声かけを行う、失敗してもさりげなく片づけるなど、こちらで配慮していきます。

4）食事の支援（表10）

認知症の人は、食事が認識できず口に運ぶことが難しくなることがあります。

匂いや見た目を工夫する、声をかける、手を添えて口元に近づける、茶碗や食器の色を変えて中身がはっきりわかるようにするなど、認識ができるように工夫をします。テレビの音や周囲の人が気になって食事に集中できない場合は、テレビの音を消して静かな環境にします。いつまでも口に溜め込んで飲み込もうとしない場合は、脳の認識と嚥下のタイミングが合わないことが原因なので、事前に頬や喉のマッサージを行って覚醒させ、嚥下を促すようにするとよいでしょう。

認知症が重度になると、経口摂取ができなくなります。好きなときに、口あたりがよく飲み込みやすい、本人の好きな物を少し食べられればそれでよしとする気持ちでかかわりましょう。胃瘻を導入するかどうかは、初期のうちに本人や家族の意思決定支援を行っておくとよいですが、経口が困難になった時点でも、再度確認するべきです。

5）外出の支援

できなくなることが多くなると、閉じこもりがちになります。孤独はつらいものです。いままで通っていたお店や喫茶店、カラオケなどに出かけられるように支援します。体を動かす散歩も、脳にとってはよい刺激となります。

病院から在宅につなぐための調整

小板橋梨香

多くの医療機関では、認知症をもつ人の治療や、入退院の対応に困難感を抱えています。困難感を抱く背景としては、「話をしても理解してもらえない」「検査に応じてくれない」「入院しても治療に協力してもらえない」「入院生活が安全に行えない」「退院に時間がかかる」などさまざまな理由が考えられます。しかし、認知症をもつ人の特性（病期や性格など）を多職種で理解していけば、対応が可能になります。

ここでは、病院から在宅につなぐための調整、つまり検査・診断を行う外来時から入院・退院までを、認知症ケアに考慮しながら、段階的に説明し、最後に事例を挙げて解説します。

外来受診から
入院・退院までの流れ（図1）

1. 外来で行うこと

外来では、主に病気の診断に至るまでの検査、検査結果の説明、病気の診断、今後の治療方針の相談などが行われます。高齢者は年相応のもの忘れ、難聴、視力の低下などにより、説明しても理解を得にくいですが、認知症の人はなおさら難しいです。そこで、外来医師や看護師は、高齢者や認知症の人の特徴を理解して、本人にやさしい、親切な対応をしなければなりません。認知症の場合、患者本人の意見を聞かないまま治療方針を決定してしまう状況が少なくありません。しかし、本人に声をかけてわかりやすく説明し理解して承諾してもらえると、本人の協力が得られるという利点があります。

入院後のせん妄やBPSDを予防し治療を安全に行って自宅へ戻るためにも、入院前に本人および家族の状況を把握しておきます。具体的には、認知症の診断があるか、日常生活の過ごし方や困っていること、社会資源の利用状況などです。これにより、本人・家族にもせん妄やBPSDを予防するための協力を得ることができます。

2. 入院後に行うこと

入院後は、事前の情報を活かした「安心できる治療・療養環境づくり・退院支援を含めた看護計画」を実施していきます。認知症の人は、脳の脆弱性に加え病気やケガ・疼痛・環境の変化・介護者の対応方法などにより、容易にせん妄やBPSDが発症します。それを避けるため、具体的には、「場所の明示」「時計を置く」「何度も声をかけて安心させる」「点滴治療の時間を短くする」「処置する時は何をするのか説明し、協力してくれたことに感謝する」などで対応していきます。

平成28年（2016年）度の診療報酬改定において新設された認知症ケア加算があります。加算の対象は、認知症高齢者の日常生活自立度判定基準のランクⅢ以上に該当する患者で、医療機関により算定状況は異なります。加算をとる病院は、認知症研修を受けに看護師の配置や職員教育も求められるのですが、ぜひ加算取得をめざしてもらいたいです。

1）退院支援カンファレンス

まずは本人・家族それぞれに対し、退院へ向けて準備を開始していることを認識してもらいま

図1　外来受診から入院・退院までの流れ

＜外来＞
●病気の診断、治療方針の決定
・病気の診断（医師）
・病期・認知症の程度・QOLを考慮し、治療方針の提示（医師・看護師）
・本人・家族の意向を拾い上げる声かけ（看護師）
●検査・治療決定協力への援助

特徴	よくある状況
・視聴覚機能の低下 ・検査に対する緊張 ・専門用語の難しさ ・認知機能低下	・説明内容を理解できず検査実施 ・場合によっては、検査を遂行できない

⇒適切な検査・治療方針を得るために、本人の協力を得る
・わからないことを質問できるような声かけ
・本人が理解しやすい説明文書・同意書
・理解の程度・疑問点を確認し、補足説明や医師への橋渡し

●入院前の確認・説明
・病識（本人・家族）→補足説明、必要時医師からも再度説明
・日常生活の過ごし方、介助の程度、本人の大切にしていること・嫌なこと
・退院時に予測される医療処置の有無と、誰を中心に管理できそうか、社会資源導入の可能性の確認（この段階での考えでよい）
・生活上で困っていること、介護負担感、退院先の考え
・せん妄・BPSD悪化の可能性があることを説明し、病院に持ち込める日課、なじみの時計やカレンダー、家族写真、眼鏡や補聴器、メガネなどを入院時に準備してもらう
・社会資源の利用状況（ケアマネジャー、訪問看護、在宅医など）
→事前に連絡し、対応方法の情報共有、病院での出来事を情報共有

●入院病棟の見学
・入院予定の病棟の見学、病棟看護師が笑顔で本人へ挨拶（長い面接や説明は不要、あくまでも安心感を与えるため）

病棟看護師と情報共有し、対応を検討しておく

＜入院＞
●ていねいな手術等の医療処理の説明、病棟オリエンテーション
・本人の知識を確認するより、外来で使用した説明用紙（わかりやすいもの）を再度利用して説明
・病棟案内もポイントを絞って、わかりやすく、笑顔で
・病棟の日課表や術前のスケジュールを記載した用紙を本人の目のつくところに貼っておくことで、理解を補足し不安が減る

【治療・看護計画】
●情報共有を活かした「安心できる治療・療養環境づくり・退院支援を含めた看護計画」
・安全に治療完遂
・残存機能を維持
・せん妄・BPSDへの対応
・退院へ向けたその人らしい自立した生活
●認知症ケア加算（身体疾患を有する認知症患者に対するケアの評価）
・認知症高齢者の日常生活自立度判定基準のランクⅢ以上に該当する患者を対象に、適切なケア（上記看護計画内容）を行った際に算定できる加算

【退院準備】
（治療ストレスへ配慮しながら）
●ケアマネジャーや訪問看護師、施設からの追加情報（入院情報提供書などの活用）
●本人
・入院前の困りごと
・退院後にしたいこと（療養場所の確認および退院へ向けた目標になる）
●家族・後見人など
・入院前に得た情報をもとに再確認
・共に早期退院をお手伝いすることを説明（退院）
　↓
●退院支援カンファレンス
●メンバー：病棟医師・看護師、MSW、退院調整部門看護師、リハビリスタッフなど
●検討内容
・患者の治療経過・病状変化から退院時に継続する医療上の課題や生活・介護上の課題をアセスメント
・本人・家族の意向を基に、患者・家族で自立可能か、在宅サポート体制が必要か、療養先の変更が必要か
・誰がどの部分を担当するか
　↓
●必要な医療や生活障害、本人・家族の意向を合わせた退院支援方針を決定（図2、表1）
●退院先に合わせ、退院指導・連携先への調整、必要時退院前カンファレンス（表2）を進め退院

貴重な情報がある！

退院

す。これは、一方的に退院を迫るということではなく、元の生活に戻るにあたり不安なこと、また、不安があれば、早めに対応するためであることをわかってもらいます。特に認知症の人には、医療処置が必要かどうかの検討、処置が簡単にできる方法を考えていきます。

退院支援カンファレンスでは、本人・家族の要望をもとに、退院後の生活を支えるためのサービスの利用なども検討します。

2）必要な医療や生活障害、本人・家族の意向を合わせた退院支援方針の決定と退院前カンファレンス

通常は、入院時と比べ退院後のほうが生活障害は重度になり、そのぶん介護が必要になります。

家族は介護負担の増大に強い不安を抱くため、その介護負担をいかに減らすことができるかが自宅生活に戻る鍵でもあります（**図2**）。しかし、

注意したいことは療養先を検討するにあたり、自宅退院だけが正解というわけではないということです。医療・介護の状況や本人らが実現したい生活に対し、本人と家族の意向をすり合わせて最善の療養方法を選定することが重要です（**表1**）。大切なのは退院先ではなく、どのような生活を送りたいかということです。目標とする生活を実現するためにも、退院支援カンファレンスにおいて、多職種でそれぞれの専門性を活かしながら包括的な支援を検討する必要があるのです。

自宅や施設への退院の際には、関係者で退院前カンファレンス（**表2**）を開催し、本人・家族が安心して退院できるよう準備を整えます。転院時には、医療ソーシャルワーカー（medical social worker：MSW）との連携や看護サマリなどを通じて、必要なケアが継続して行えるよう支援していくとよいでしょう。

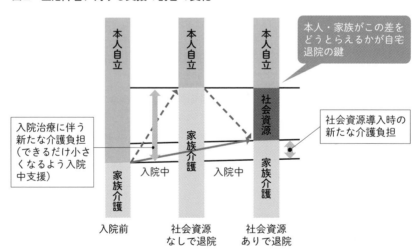

図2　**生活障害に対する支援の割合の変化**

表1　退院先の案

●自宅退院＋社会資源導入
・退院調整部署が調整役となり、ケアマネジャーや訪問看護などの依頼、院内外の支援者とのやりとりをする医療機関が多い
・すでに社会資源を導入している場合は、退院支援カンファレンスで相談しながら直接病棟看護師が院外支援者と連携することもある
・サービス内容により、医療保険・介護保険・自費対応などさまざまであり、退院調整部署へ確認
●自宅退院＋地域密着型サービス（介護保険）
・退院調整部署が調整役となり、事業所の依頼、院内外の支援者とのやりとりをする医療機関が多い
・すでに導入ずみのケースは、退院支援カンファレンスで相談しながら直接病棟看護師が院外支援者と連携することもある
・事業所（看護小規模多機能型居宅介護・小規模多機能型居宅介護）により利用基準（介護度や地域等）があるため、退院調整部署へ確認
●別の医療機関・介護老人保健施設（老健）経由の自宅退院＋社会資源導入
・自宅環境の調整に時間を要したり、リハビリテーションを継続することでADL向上を見込める場合には、転院や老健経由で自宅退院をめざすケースもある
・退院調整部署が窓口となり退院調整するケースが多い。継続する治療内容や介護度により転院・入所が困難な場合もあるため、専門部署の介入が望ましい
●グループホームやその他施設へ退院
・退院調整部署が窓口となり、施設とのやりとりをするケースが多い。介護保険の申請状況・介護度、自費での利用施設、認知症対応、医療や介護サービスの充実度、料金体制など施設によりさまざまである
・介護保険申請などの影響で施設入所までに時間を要する場合、転院を挟まざるを得ない場合もある。その際は、度重なる環境の変化の影響を少なくするため、ていねいな引き継ぎが必要
※退院先はどこであっても、多職種共同で退院支援カンファレンスの具体的内容と退院先の検討をしていく

表2　退院前カンファレンス

※適宜、退院時共同指導料や介護支援等連携指導料の算定を行う
●退院前カンファレンスが必要な例
・高度な医療機器を使用、症状コントロール困難、医療処置が必要、生活環境問題、経済的な問題など
●退院前カンファレンスの目的
・包括的ケアのための情報共有
・本人・家族が安心して退院できる環境づくり
・安定した退院後の療養生活の確保
●参加メンバー
・本人、家族、主治医、病棟看護師、外来看護師、リハビリスタッフ、MSW、退院調整看護師、薬剤師、ケアマネジャー、訪問看護師、地域包括支援センター担当者、行政担当者、施設管理者等
●確認事項
基本情報、病状、病状説明・告知の状況および患者・家族の意向、医療処置の在宅支援者への引継ぎ、生活障害の課題、想定されるサービス内容など

大腸がんと診断された アルツハイマー型認知症をもつAさんの 外来受診から入院・退院までの流れ

家族はAさんのもの忘れを自覚しており、近医で軽度のアルツハイマー型認知症と診断されていました。もの忘れがありながらも、Aさんは自宅で穏やかに過ごしていましたが、排泄後の流し忘れの際に家族が血便の存在に気づき受診したところ、大腸がんと診断されました（**図4**）。

【外来受診から退院までの退院支援の経過】

●外来での診断・治療方針の説明

外来では、主治医は大腸がんの病期や認知症の程度、手術することでのQOLなどを考慮し手術適応との判断であること、手術をするとストーマ管理が必要になることをAさんと家族に説明しました。しかし、後日の外来日に、Aさんは手術を希望しつつも治療説明については忘れてしまっている様子がみられたため、医師・看護師はAさんが自宅に帰っても自身の状況を振り返ることができるよう、治療方針の要点をまとめた書類を説明して渡しました。ここでは、本人が入院の予定を覚えていられるよう配慮しました（**図5**）。

●外来での入院前確認と説明

入院前の面談では、**図6**の内容を聴取し、病棟スタッフと情報共有および対応方法の検討をしました。ここでは、病棟で対応可能な朝の時間帯に術後離床を促すとよさそうである、スタッフとの話も好きそうであるが、本人が理解しないからといって、しつこく何度も繰り返し話しをしないよう注意する、場所の失見当がありそうなので病棟オリエンテーションをていねいに行い、目印をつけて自室がわかるような工夫をする、などを検討し、入院中の支援に活かしました。

●入院後の様子

入院後、Aさんも家族も自宅退院をめざして治療開始となりました。治療協力を得られる工夫、失見当をなくす工夫などのケアを実施しましたが、術後せん妄が発症し家族は不安が増強してしまったため、本人へのケアに加え家族へのケア（せん妄の説明ならびに、せん妄をやわらげるケアを実施していることの説明）を行いました。その後、本人のMMSEの推移からもみてとれるように、徐々にせん妄も落ち着いていきました。なお、せん妄がみられる際のMMSEは適切な数値とはいえませんが、参考数値として表記しました（**図7**）。

図4　**患者紹介**

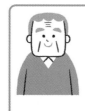

●Aさん、80歳代、男性
・元高校教師
・初期のアルツハイマー型認知症と診断されていたが、新たに大腸がんと診断され、外来で検査を行い、手術の提案を受けている
・入院前のMMSEは21点
・現在は、長男、長男嫁、長男の娘、長男の息子の5人暮らし（敷地内で別居）

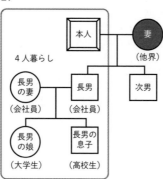

図5　外来での診断・治療方針の説明

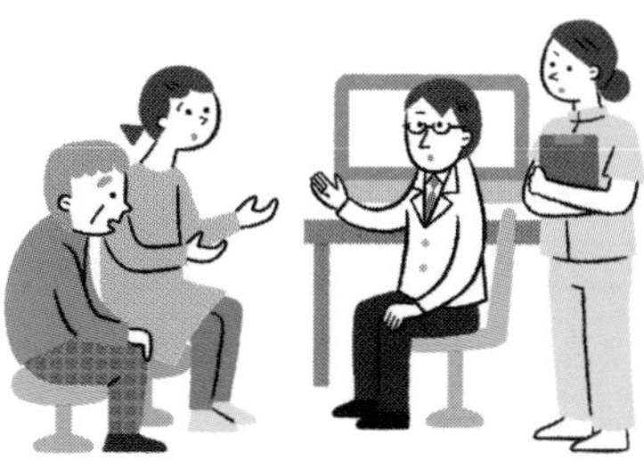

●診断・治療方針
《医師の見解・説明内容》
・大腸がんで手術適応。アルツハイマー型認知症であり、術後せん妄などのリスクはあるが、その後のQOLを考慮すると手術選択が妥当である。術後、ストーマの管理が必要になる
・本人「してもらわなきゃ仕方ない」（前回の外来での説明は覚えていない）
・長男嫁「義父も希望していますし、夫（長男）もしてもらったほうがいいと言っています」
●配慮
・医師は診断・治療の要点をまとめた用紙を本人へ渡した
・看護師は医師の話を本人に理解しやすいように説明した

外来にて

図6　外来での入院前確認と説明

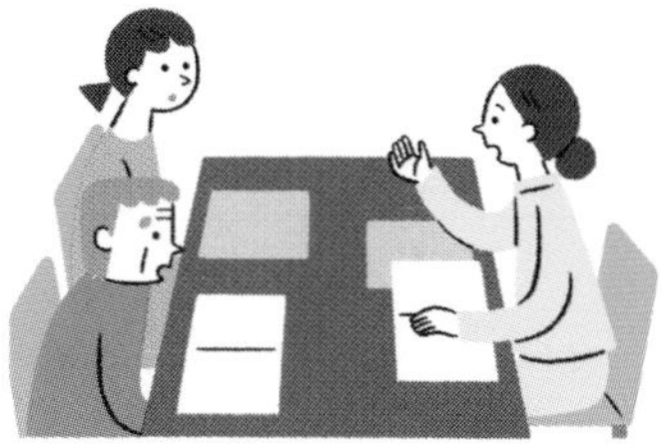

●病識確認
・本人：言葉が出ず、医師に渡された用紙を出す
　→再度、看護師より用紙内容の説明を実施
●日常生活の過ごし方
・日課：①朝食前に犬の散歩、公園にいる人と話す
　　　　②元教え子からの手紙を読む
・好きなこと：①歴史（元高校教師、歴史を教えていた）
　　　　　　　②人と話す
・嫌いなこと：しつこく言われる
・介助の程度：ほとんど自立（ただし、家の掃除は長男嫁がしている。食事と入浴は同じ敷地内の長男の家ですます）
●困っていること
・本人「困っていることはない」
・長男嫁「一人で出かけ、道がわからず帰れなくなったことがあった。その後、一人で遠くへ出かけないよう長男から話をしている。いまはなんとか生活できるが、自分たちも仕事をしているため、今後が不安」
●医療処置・社会資源
・ストーマ管理が必要となることを説明
・本人「大丈夫だよ」
・長男嫁「義父は大丈夫だと言うけど、忘れっぽいので……。私が手伝うのでしょうか」
●介護保険未申請
・長男嫁：「そういうのがあるんですね。必要があれば使いたいです」
●入院環境調整
・長男嫁に対し、入院後のせん妄・BPSDの可能性に触れ、身近なものやメガネ・補聴器を利用していれば忘れずに持参してもらうよう依頼

看護師が、本人・長男嫁と面談

入院中も本人が行えることを尊重した支援をしよう！

場所の失見当がありそうなので、病棟の説明をわかりやすく、自分の部屋が理解しやすいように工夫しよう

元高校の先生で、いまも人と話すことは好きそう。ただ、何度もしつこく話すなど、プライドを傷つけないように対応しよう

朝の散歩をうまく活用したい。できれば、その時間に術後離床を促せないだろうか？

術後の様子で訪問看護などの社会資源が必要か確認しよう

病棟スタッフと情報共有し、対応方法を検討

図7　入院後の様子

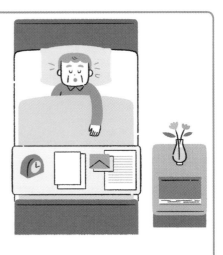

- ●入院直後の様子
- ・本人：入院することは理解していたが、目的は不明瞭
　→医師の説明用紙を病室の目につく場所に設置
- ・家族がカレンダーや時計、元教え子からの手紙のファイルなどを持参してくれた
- ●外来面談の情報を元に面談
- ・退院後にしたいこと：早く家に帰って、犬に会いたい
- ・退院先：自宅
- ・長男嫁「いまと変わらなければ、（退院先は）家で大丈夫です」
　　　　治療遂行＋この目標を叶えるため看護実践
- ●術後せん妄の発症
- ・長男嫁「私のこともよくわかっていないみたいです。認知症が進んでしまったのでしょうか。これで家に帰れますかね……」
- ・BPSD・せん妄予防ケアを実践していたが、せん妄発症（MMSE14点：せん妄がみられているため参考数値）
　→疼痛緩和しながらの離床、点滴やドレーン類の取り扱い方法、リアリティオリエンテーション、ていねいな対応など、配慮しながらせん妄をやわらげるケアの実践
- ＋意識障害の理由を家族へ説明
　→朝の散歩の時間に合わせた廊下歩行、元教え子の手紙を手の届くところに置く
　→数日後、手紙に目を通す姿もみられるようになった（MMSE16点：せん妄がみられているため参考数値）

図8　退院支援カンファレンスの概要

```
これまでの情報
```

治療経過・病状
- ●せん妄以外の術後経過は良好
- ●MMSEの数値からせん妄も徐々に落ち着いてきている
- ●引き続きせん妄を緩和するケアを継続
- ●ドレーンは早めの抜去、点滴も徐々に日中のみへ移行
- ●家族は認知症が進んだと驚いているため、せん妄について説明

医療処置
- ●ストーマ管理は誰が行う？
- ・周囲からの指摘を嫌がる性格
- ・なるべく自分主体で行い、周囲がサポートできることがベスト
- ●本人主体で行うにはどうするか？
- ・できるだけ簡単な装具の選定
- ・視覚でわかりやすいパンフレット
- ・本人を不快にさせない声かけ

支援体制の検討
- ●ストーマ管理、日中独居、家族も不安、今後進行する認知症を配慮すると、早めの社会資源導入を検討したほうがよいのでは？
- ●本人の望む生活は、自宅でのんびり過ごすことなのではないか？　家族はせん妄を目のあたりにし、自宅退院に不安をもっている。しかし、せん妄の説明や意識障害が改善してくるのを見れば不安もやわらぐかもしれない
- ●訪問看護による認知症ケア・ストーマ管理支援・療養相談などあれば、さらに家族の不安・負担も軽減するのではないか
- ●本人にとってもストーマ管理の支援を受けたり、いまのうちから在宅支援者となじみの関係をつくっておくことはよいことだと思う

退院院支援の方針
- ・本人・家族に対するわかりやすいストーマ管理指導、訪問看護の利用希望を確認する
- ・訪問看護の利用希望があれば、退院調整部署も介入して調整を進める

図9　退院前カンファレンス

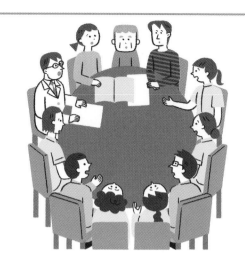

- 退院支援の方針：Aさん、家族に確認し自宅退院＋訪問看護導入
- メンバー：本人、長男嫁、長男、医師、病棟看護師、外来看護師、MSW、退院支援看護師、リハビリスタッフ、ケアマネジャー、訪問看護師
- 確認事項
  - 入院の経過：術後の経過は良好で、せん妄も落ち着いてきた
  - 医療処置・指導状況
    → ストーマ管理は、パンフレットを一緒に読み、本人に確認しながら介助することで装具交換は行える
    → 便の処理は朝・夕・寝る前に声かけし、本人が行っている
    → 入院中にお腹の装具を気にされていたことがあり、腹巻きも使っている
- 退院へ向けての考え
  - 本人「早く家に帰って犬の散歩をすることです」
  - 長男「親父もがんばっているので、俺もできることはしないと。朝と寝る前の声かけは自分ができます」
  - 長男嫁「不安はありますが、帰ってみないとわからないです。夕食の準備前にトイレの声かけをすればいいですね。ケアマネジャーさんや訪問看護師さんが来てくれるので、また相談してみます」
- 支援体制の討議
  - 介護保険申請済み、介護度未定（暫定での利用）。介護保険サービスで訪問看護を週2回利用し、ストーマ管理を中心に本人・家族支援を行っていく
  - ストーマ以外の医療面では内服準備の課題あり。現在、看護師が内服準備をしており、退院へ向けて服薬カレンダーを試す予定
  - 生活面では、術後の入浴がまだ未実施である。入浴動作は問題ないと思うが、新たにストーマがあるため、退院前に入浴してみて、その状況をケアマネジャー、訪問看護師へ申し送る
- 今後の検討（支援者間で）
  - かかりつけ医との連携（外来受診が難しくなったり、ちょっとした体調不良時に相談できるように、なじみの在宅医がいると安心）
  - Aさんの認知症進行に伴い、BPSDへの対応など家族の介護負担も増す。その際の本人の意向、家族の意向と介護負担をすり合わせながら対応していく
  - 治療・生活の意向確認は適宜行う。認知症が軽度である現在から、本人のしたいこと・嫌なことを確認しておく

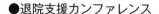

●退院支援カンファレンス

　退院支援カンファレンスでは、これまでの情報、治療経過・病状、医療処置を確認し支援体制の検討を行いました。Aさんの支援にあたっては、Aさんの意向「早く家に帰って犬に会う」を目標とし、認知症を抱えるなかでの安全なストーマ管理、目の前のせん妄への不安と今後介護度が増していく不安を抱える家族への支援をどのように行えるか、ということを話し合いました（**図8**）。

　退院支援カンファレンスでの検討内容をふまえて、再度Aさんと家族の意向を確認し、訪問看護の支援を受けながら自宅退院をめざすことになりました。そこで、病棟スタッフを中心に、本人・家族に対するわかりやすいストーマ管理指導を行いながら、退院調整部署を中心に社会資源調整（ケアマネジャーと訪問看護）を開始しました。そして、自宅退院前には院内外の支援者が集まって退院前カンファレンスを開催しました。この話し合いでは、今回の退院に際しての確認事項に加え、支援者間では今後の検討課題についての話し合いも行い、Aさんの認知症が進行しても、Aさんと家族がなるべく穏やかな生活が送れるよう引き続き支援をしていくことになりました（**図9**）。

参考文献
1.　井上健朗，宮本博司：地域サービス・社会資源との連携．宇都宮宏子 監修，坂井志麻 編，退院支援ガイドブック．学研メディカル秀潤社，東京，2016：141-152.

家族・介護者へのケア

小板橋梨香

　認知症の人は、病識が乏しくても、自分自身が壊れていくような漠然とした強い不安を抱きながら、さまざまな喪失体験のなかで生活しています。そして、その家族も、表1にみられるようなさまざまな不安やストレスなどを抱え、非常にストレスフルな状態にありながら生活しています。私たちは、認知症の人はもちろんのこと、その家族や介護者もケアの対象と認識し支援する必要があります。さらに、認知症の人の家族・介護者は、表2に挙げるような4つのステップを行きつ戻りつしながら、徐々に受容へ向かっていくといわれています。

　本稿では、家族・介護者へのケアを行う際に配慮するポイントとして、心理ステップと認知症の病期に応じた支援について説明したいと思います。

表1　家族・介護者が抱える不安・ストレス

- 大切な家族が認知症になってしまったことへの不安感
- 認知症によって、大切な家族の人格が変わってしまうことへの喪失感
- 認知症の人とのコミュニケーション困難によるストレス
- 徐々に大きくなる介護負担　など

表2　家族・介護者による4つの心理ステップ

第1ステップ：戸惑い・否定
第2ステップ：混乱・怒り・拒絶
第3ステップ：割り切り・あきらめ
第4ステップ：受容

［家族・介護者がたどる心理ステップの特徴と段階に応じた支援］

1．第1ステップ（戸惑い・否定）（表3）

　この段階は、認知症に伴う異常な行動に戸惑いながらも否定しようとする心理状況で、悩みを誰にも打ち明けられずに一人で悩んでしまいがちです。まずは第三者に支援をつなぎ、支援者は傾聴・共感を示すことが大切です。また、そのようななかでも徐々に疾患理解を促すため、タイミングを図りながら認知症についてわかりやすく説明していきます。本人の症状と照らし合わせ、どうしてその症状が出るのか説明すると効果的です。家族の反応をみながら、説明だけでなく、焦らずに見守る姿勢も大切です。

2．第2ステップ（混乱・怒り・拒絶）（表4）

　この段階は、認知症の進行やBPSDに対してどのような対応をしてよいかわからず、些細なことで怒ってしまうなど、認知症の人を拒絶する最もつらい時期です。そのため、自身の置かれている状況を冷静に判断することができず、周囲からの支援も受けない場合もあります。私たちは、家族が孤立しないよう介護の方法をともに考え、必要な社会資源を調整するなどの対応が必要となります。

3．第3ステップ（割り切り・あきらめ）（表5）

　この段階になると、怒ったりイライラするのは自分の損になると思い始め、割り切ることができるようになります。とはいえ、家族がストレスを

抱えている状況に変わりないため、家族とともにストレスの原因と、原因に対する対応を考えていきます。そして、家族が介護に対して肯定的な姿勢をもつことができるように働きかける必要があります。

また、この段階に至ると、今後予測される症状や対応について考えることができるようになります。人生の最終段階へ向けた療養についての話し合いも進めていきます。認知症の人がどのように過ごしたいか、家族も認知症の人の視点に立って意思が確認できるよう支援します。

4．第4ステップ（受容）（表6）

この段階になると、家族は認知症の人本人を、あるがまま受け入れることができるようになります。比較的穏やかな状態を保つことができるため、認知症の人の人生の最終段階へ向け、お互いが「大切な家族」であると団結できるように働き

表3　第1ステップ（戸惑い・否定）の特徴と対応

特徴	対応
・認知症かもしれない行動に戸惑いながらも否定 ・どうすればよいか悩むが、誰にも打ち明けられない ・やっとの思いで受診し、認知症と診断されるも、この先どうやって生活すればよいか悩む	・まずは第三者につなぐ→受診（かかりつけ医や専門医のいる医療機関）、認知症や介護相談窓口、認知症疾患医療センター、民生委員、認知症の人の家族会など ・専門職からの病気の説明 ・家族のやるせない気持ち・不安を傾聴、ねぎらう ・家族だけに抱え込ませない方法を具体的に提案→介護保険申請、サービスの有効活用

表4　第2ステップ（混乱・怒り・拒絶）の特徴と対応

特徴	対応
・認知症の進行やBPSDにより家族は混乱 ・病気を認める一方、認知症に伴うさまざまな症状に納得できず、不安・怒り・不満・やるせなさを抱え、大きなストレスを感じる最も不安定な時期	・BPSD予防・対応のコツを共に考える ・サービスの種類・頻度を増やす ・認知症の経過を説明して長くは続かないことを説明 ・施設サービス、レスパイトケアサービスを使う

南敦司：連載 カンフォータブル・ケアで変わる認知症看護，第18回 認知症ケアに欠かせない家族ケアについて．精神科看護 2017；44（10）：48-55を参考に作成

表5　第3ステップ（割り切り・あきらめ）の特徴と対応

特徴	対応
・怒ったりイライラするのは自分の損になる、割り切るようになる ・しかたないとあきらめる	・うつ状態にならないように、家族に対する目配せ、観察をして、相談にのる ・今後予測される症状や対応について考える余裕があれば、「経口摂取や看取り」について話し合う

南敦司：連載 カンフォータブル・ケアで変わる認知症看護，第18回 認知症ケアに欠かせない家族ケアについて．精神科看護 2017；44（10）：48-55を参考に作成

表6　第4ステップ（受容）の特徴と対応

特徴	対応
・あるがままの認知症の人本人を受け入れられる	・介護の過程のなかで学び・意味を共有化、ねぎらい、感謝、尊敬の言葉をかける

かけます。また、家族へ感謝の気持ちをうまく伝えられない認知症の人に代わり、支援者が認知症の人の想いを代弁することも効果的な支援です。

家族への具体的な支援

認知症の人の家族がたどる心理ステップの特徴と対応を解説しました。ここで、実際に私たちが行った支援について、事例を挙げて紹介します。

1. 患者紹介と家族背景

80歳代、男性のAさんは、人工肛門造設術を受け外来通院中でしたが、半年ほど前から外来予約日を忘れる、内服薬の残薬が多い、ストーマ周囲の皮膚トラブルがあるなどの生活障害がみえ始めました。そこで、家族とともに高齢者外来を受診したところ、アルツハイマー型認知症と診断されました。家族背景や診断時の反応を**図1**に記します。大切な家族が認知症と診断された家族の心理的変化に配慮し、面談しながら支援を行っていくことにしました。

2. 面談での様子と対応のポイント

1）初回面談での様子

初回面談での家族の様子と対応のポイントを**表7**に示します。この時点で、家族は第1～第2ステップ（戸惑い・否定～混乱・怒り・拒絶）にあります。私たちは、家族の混乱している心情を受け止め、家族全員がなるべく穏やかに過ごせるよう社会資源・相談対応の充実、タイミングを図りながらの疾患理解・対応方法の助言を中心に支援しました。

社会資源導入後のエコマップを**図2**に示します。このとき、すでにAさんの医療面（通院困難、内服・ストーマ管理）に支障が出ていること、妻も高齢で初めての介護に不安を抱いていること、長女の直接的支援が難しいことから、医療・介護面ですぐに相談対応ができる支援体制を整えました。

2）2回目以降の面談での様子

2回目の面談での妻・長女の反応から、第3ステップ（割り切り・あきらめ）の心理的状態に進んでいると判断できました。そこで、引き続き家

図1 アルツハイマー型認知症と診断されたAさんと家族の様子

- ・Aさん、80歳代、男性
- ・人工肛門造設術を受け、外来通院中
- ・半年ほど前から、外来予約日を忘れる、残薬が多い、ストーマ周囲の皮膚トラブルなどのエピソードあり
- ・家族と高齢者外来に受診し、アルツハイマー型認知症と診断され、説明を受けた

- ・Aさんの妻、80歳代、女性
- ・専業主婦
- ・長年、夫の世話をしてきた
- ・家事全般はできるが介護は初めて
- ・担当医からの認知症病状説明後の反応
「認知症だなんて信じられない、どうしたらよいか」

- ・Aさんの長女、50歳代、女性
- ・夫と子ども2人の4人家族
- ・パート主婦
- ・自身の長男の就職や次男の大学受験のことで頭がいっぱいで、介護はできない
- ・担当医からの認知症病状説明後の反応
「そんな気がしました。夫にも相談していますが、私たちも忙しいのでなかなか手を出せず……。電話でも、何度言ってもわからないからつい怒ってしまうんです。皆さんにもご迷惑をおかけしています。すみません」

族の介護負担の軽減を図りながら、介護の肯定的側面を引き出す支援とともに、将来の過ごし方を考える意思決定支援を開始しました（**表8**）。

3回目の面談では、妻・長女の反応から第4ステップ（受容）にあると判断しました。そこで、終末期へ向けてよりよい生活を送ることができるよう、家族間の相互理解を深めるような支援、将来を見越した具体的な医療・療養の意思決定支援

に重点を置いて、療養環境を調整することにしました（**表9**）。

今後は、主治医を在宅医として一本化し、最期までその人らしく本人・家族が過ごすことができるよう支援は続きます。最期までどのように過ごしたいか、生き抜くか、ますますていねいな支援が求められます。

表7　初回面談での家族の心理ステップ評価とその対応

家族の反応と評価	情報と心理状況からアセスメント	対応	ポイント
・妻：認知症だなんて信じられない、人工肛門も抱えてどうしたらよいか ・長女：父親の行動から、何となく予測はしていた ・長女は父に対し、強く注意することでなんとか解決を図りたいと考えている 第1～第2ステップ（戸惑い・否定～混乱・怒り・拒絶）	・妻も高齢、夫の認知症への戸惑い、初めての介護→高齢、第1ステップであり、本人への対応方法がわからず、介護を積極的に行える状況ではない ・長女は遠方居住、パート、家事、発達課題（教育期）の子ども支援→直接的な介護は困難。直接支援できない不安もある？ ・理解を得られない父に対し強く言い聞かせる→認知症に関する情報不足による誤った対処行動。父親をより不安定にさせてしまっている	①家族の状況への理解、心理的負担感・将来への不安を傾聴、Aさん一家の支援の意向を伝達 ②家族の対応方法を否定せず、実際のエピソードを交えながら病状説明 ③援助方法の提案（声かけ方法、記憶障害への対処法） ④本人等の反応を確認しながら社会資源の導入	・傾聴・共感 ・家族も大切にしている姿勢 ・否定しない ・タイミングを図った疾患理解・助言 ・介護者の負担軽減 ・生活基盤を整える

図2　社会資源導入後のAさんと家族のエコマップ

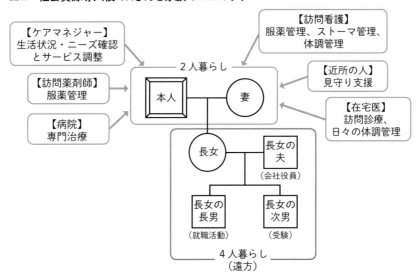

表8　2回目の面談での家族の心理ステップ評価とその対応

家族の反応と評価	情報と心理状況からアセスメント	対応	ポイント
・妻：何度同じ説明をしても忘れてしまうのはしょうがない ・長女：本人は車の免許の返納の件を忘れてしまう。私が何度も話すより、私も同席して専門の人から話してもらったほうが納得すると思う 第3ステップ 割り切り・あきらめ	・記憶障害は病気によるものだと理解し、最善の対応方法を家族自ら考えることができている	①Aさんの性格・病状を理解し上手に対応できていることを伝え、介護の肯定感を得られる支援 ②家族の心理的負担感・将来への不安を傾聴、引き続きAさん一家の支援の意向を伝達 ③今後訪れる過ごし方（医療・生活場所など）についても、在宅療養支援者とともに、担当者会議にてAさんを含めて検討	・介護の肯定的側面を引き出す ・介護者の負担軽減 ・意思決定支援

表9　3回目の面談での家族の心理ステップ評価とその対応

家族の反応と評価	情報と心理状況からアセスメント	対応	ポイント
・長女：自宅での担当者会議の際、父が「自分のためにこんなに集まってくれるなんて申し訳ない」と言った。周りの人に気を遣えるやさしさが残っていると思うとすごく嬉しい ・妻：家にいると穏やかな気がする。この前旅行の話をしたら、「家がいちばんいいよ」と話していた。このまま家で過ごさせてあげられたらと思う 第4ステップ 受容	・両親の状態を受容し家族全体が穏やかに過ごすことができている。新たな喜びを見いだすことができている ・今後の療養場所について検討している→人生の最終段階へ向け、今後の過ごし方を考える心理的準備が整っている	①家族の上手な対応でAさんが穏やかに過ごすことができていることをフィードバック、肯定感を得られる支援 ②双方の想いを代弁・橋渡ししながら、家族がお互いを理解し合えるよう支援 ③医療・介護の必要度やその時の状況により本人・家族の意向は変動するため、継続した意思確認を行う ④将来的な外来通院困難を見据え、主治医を病院から在宅医へ移行	・介護の肯定的側面を引き出す ・コミュニケーション、相互理解を促す ・意思決定支援 ・療養環境を整える

［　認知症の病期に応じた支援　］

1．認知症初期の家族・介護者支援

　認知症初期は、短期記憶の低下や軽度の遂行機能障害から、周囲の人が本人の異変に気づき始める時期です。そのため、本人や家族は、その異変に対してどのような対応をしたらよいのか、誰に相談したらよいのか、どこから手をつければよいのかわからない状況にあります。

　認知症初期における症状、家族・介護者の困りごととその対応について、**図3**にまとめます。

2．認知症中期の家族・介護者支援

　認知症中期では、即時記憶・長期記憶の低下や遂行機能障害が著明になってきます。また、認知症ケアで大きな課題となるBPSDが現れやすい時期になります。それに伴い、進行する認知症やBPSDへの対応、心身ともにストレスが増強している本人・家族への早急な対応が課題です。

　認知症中期における症状、家族・介護者の困りごととその対応について、**図4**に示します。

図3　認知症初期の症状と家族・介護者の困りごと

症状
・名前や言葉が思い出せない、最近あった出来事を覚えていない
・日時がわからなくなる
・計画を立てたり、整理する能力が低下し、仕事や社会活動に支障が出る
・やる気の低下

家族・介護者の困りごと
・約束ごとなどを忘れ、周りから注意されることが増え困惑する
・本人の様子の変化に気づき始めるが、誰に相談したらよいかわからない
・病院へ受診させたいが、本人にどのように伝えてよいかわからない
・認知症と告知され、衝撃を受け、どうしたらよいかわからない
・車の免許を返納させたいが、本人が納得しない

具体例とその対応

本人もしくは家族が認知症を心配しているが、誰に相談したらよいかわからない	●まずはその人にとって身近な相談窓口へ連絡してもらう →かかりつけ医師、外来看護師、病院の相談窓口、知り合いのケアマネジャー、地域包括支援センター、認知症疾患医療センターなど→それぞれの専門家から受診先の案内 ●認知症を診断してもらう ・診断の意義：加齢によるもの、治る認知症の鑑別 ・認知症診断がつくことでサービス導入につながりやすい、症状の進行の受容の手助けになる ・認知症のタイプを知ることで、症状への対策が立てやすいこともある ●支援者はたくさんいることを伝える ・診断に至るまでにかかわった医療・福祉関係者はすべて支援者であることを伝え、今後も支援者はさらに増えることを伝える ポイント 「あなたが相談窓口へ連絡してくれれば、支援者はどんどん増えていきます！」
病院へ受診させたいが、本人が嫌がる	●本人の健康増進のための受診 ・頭痛など、本人が困っている症状があればそれを理由に、なければ元気でいてもらうための健康チェックなどを理由にする ・家族が本人の健康を心配している点を伝えるとよい ●家族の受診に同行してもらいたいと説明し受診させる ・実際には本人の受診であるため、事前に医療機関との相談・打ち合わせが必要 ・タイミングよく本人の検査へ移行できるようにする ●地域包括支援センターなどの相談窓口から、認知症初期集中支援チームに依頼 ・どうしても本人の抵抗が強く受診が困難な場合は、専門チームに来てもらう ポイント 受診理由・方法を工夫する
認知症と告知され、衝撃を受け、どうしたらよいかわからない	●本人・家族の不安な気持ちを十分に聴く ・戸惑い・否定の段階（第1ステップ）であり、細かな説明をしても頭に入らない ・ショックをやわらげる必要があり、傾聴・共感を示すことが大切 ●反応をみながら疾患理解を促す ・タイミングを図りながら、疾患についてわかりやすく説明する ・実際の症状と照合しながらの説明も効果的 ●相談窓口の連絡先を提示 ・自宅へ帰った後も相談できることを保証する ●反応をみながら患者会・家族会を紹介 ・自分たちだけがつらい状況にあるのではないことを理解できる ・当事者間のつらさを共有し、生活・介護の工夫点などの情報を得られる ポイント 本人・家族の不安な気持ちを受け止める。病気の理解を焦らない
危険な運転をしており車の免許を返納させたいが、本人が納得しない	●主治医に相談し、医学的な視点からみても運転が危険かどうか判断してもらう ・返納が妥当であれば医師からも説明してもらう。同意書などに記入しておいてもらい、本人が忘れてしまうようなら、その文書を見直せるようにするとよい ●本人を案じていることを伝える ・事故によるケガ、他者を巻き込んでしまうことにより本人もつらい思いをしてしまうこと ●本人にとって、車の運転の意味を考える ・移動手段→タクシー券の利用など、ほかの移動手段の検討 ・生きがい→運転以外の生きがいを共に考える ・身分証明→返納後も身分証明として使えるように手続きするなど ポイント むやみな返納は本人を傷つけるので、返納の必要性と、本人にとっての免許の意味を考えて対応する。返納後のフォロー（気配り、敬意をはらうなど）

図4　認知症中期の症状と家族・介護者の困りごと

症状
- 即時記憶や長期記憶の低下により、つじつまのあった会話が難しくなる
- 場所の失見当、近しい人は認識できる
- 電話対応、買い物、食事の準備、家事、移動、服薬管理、お金の管理が難しくなる
- ADLに支障（更衣、排泄、整容、入浴など）
- BPSD（妄想、幻覚、徘徊、興奮など）が最も強く出る時期

家族・介護者の困りごと
- できなくなっていくことへの喪失感
- 日常生活への支援が必要で家族が疲弊
- デイサービスへ行ってくれない
- 同じことを繰り返す、話が通じない、排泄の問題、ご近所トラブルなどから家族のストレスが増える
- 病気のときには治療して欲しいが、入院すると精神症状が強くなってしまい、どうしてよいかわからない

具体例とその対応

できなくなっていくことへの喪失感	●本人の喪失感・つらさを理解、傾聴、存在意義を伝える ・本人はわからないこと、できないことが増えていき、自分が壊れていくようだという漠然とした不安を感じている ・本人が少しでも輝ける役割をみつけて存在価値を感じられるようにする（さらに喪失感を感じさせないよう注意） 　例）元書道の先生（本人）をデイサービスでの書道の際に"先生"と呼ぶ　など ・本人へ感謝の意を伝える ●家族の喪失感・つらさを理解し傾聴する。心身の疲労を軽減し、本人と穏やかに向き合えるように支援する ・目の前の大切な家族の性格が変わっていく、できないことが増えていく、自立していたのに介護が必要になる→日々喪失感を感じながら、目の前の介護にあたっている ・不安な気持ちを受け止める、労をねぎらうなどの情緒の安定を図る ・本人に代わって感謝を伝える、今の状態から強みを見いだし家族へ伝えるといった代弁・橋渡しをする ・介護者の健康維持・増進について、介護の協力体制の構築を共に行う ・相談窓口を明確にし、すぐに相談できる体制を構築しておく ●患者会・家族会の紹介 ・ほかにも同じような状況の人がいる安堵感、当事者ならではの助言を受けることができる ポイント　認知症は治らないため、どこかで折り合いをつける
日常生活への支援が必要で家族が疲弊	●その人にとって身近な相談窓口へ連絡してもらう ・かかりつけ医師、外来看護師 ・病院の相談窓口、訪問看護師、ケアマネジャー、地域包括支援センター、認知症疾患医療センターなど ●今の生活状況を把握し、どのような支援が必要か検討 ・本人：体調不良によりBPSD悪化、介護の増大ないか？→医療の必要性 ・日々の生活、生活障害の程度、どのようなことを大切にしてきたか（価値観）、職業など ・家族：困っていることの把握 ・家族構成、年齢、職業、健康状態、障害の有無、キーパーソン、主介護者の把握 ・家族のストレスとその対処法、経済状況、家族の関係性、家屋、近隣住民との関係性など→情報収集し、本人・家族が困っていること（課題）、どのようにしたいか（目標）を整理 ・本人のできることを活かした環境調整、対応方法の助言 ・本人と家族のニーズに合った医療・介護サービスの導入・再調整 ●介護の肯定的側面を引き出す援助 ・家族の介護を見守りながら、うまく介護できている点、介護上の問題においてうまく対処できている点など、肯定的なフィードバックを行う ・介護を受けている人のよい変化を伝え、意欲を高める ・コミュニケーションの仕方を助言し、時にケア者がロールモデルになる ・認知症の人は自身の想いを上手に表出することが困難であり、それが家族間の争いにつながることがある。「お互い何を望んでいるのか」といった代弁・橋渡しをする ポイント　疲弊している原因（問題点）をとらえ、それに対する支援を考える

同じことを何度も言われるので疲れてしまう	● 記憶力の低下が原因であることを説明し、初めて聞いたことのように対応してもらう→「さっき言ったでしょう」は不信感を強める ● 別のことに関心や注意をそらす ・本人も関心を転換しづらい、家族も何度も繰り返しへの対応はストレスがたまる ● 言葉の意味を家族と考える 　例）家に居るのに「家に帰る」→今の環境で本人が落ち着かなくなる状況はないか？→本人が落ち着く環境を考える ポイント 支援者が本人の言葉の意味を家族とともに考えることで、本人の真意がみえてくる
何回もトイレへ行くので困っている、失禁が多くて困っている	● 頻尿の原因を考える ・前立腺肥大症、尿路感染症→認知症を考慮した治療 ・入眠直前に水分摂取→量を控える ・過去の失禁への不安→トイレ誘導 ● 排泄しやすい環境にする ・トイレがわからない→「便所」と貼り紙、トイレの電気を点けてわかりやすくする ・歩行が遅く間に合わない→居室や寝室をトイレに近い部屋にする、夜間はポータブルトイレを置く、歩きやすい装具を使う ・トイレには行けるが間に合わない→着脱しやすい衣服、トイレの蓋を開けておく ● 時には、あまり気にしすぎない意識も大切 ・排泄行動はリハビリになっている、本人の動きを奪わない ポイント 「認知症だからトイレへ行ったことを忘れてしまっている」と決めつけず、まずは原因を考える
怒ってしまい手がつけられない	● 家族のつらい気持ちをしっかりと受け止める ・家族がつらい心境を吐露し落ち着いたら、認知症の影響で易怒性が高まっていること、本人もつらい状況であること説明する ・家族へのねぎらい、本人に代わって感謝の気持ちを代弁する ● 本人のつらい気持ちをしっかりと受け止める ・本人の言い分もある ・きちんと聴くことは情緒安定へつながる ・本人の怒りが落ち着いたら、家族も本人のことを大切にしていることを代弁する（怒っているときは逆効果） ● どのようなときに怒るのか見きわめる ・介護者に原因がある（無理に勧める、しつこい、能力以上のことを求める、否定的な態度など）→介護者に怒り出す状況をつくらないよう助言 ・本人に身体的苦痛がある（発熱、疼痛、便秘など）→苦痛への対処 ・易怒性の原因がわからず、非薬物療法での介入が難しい→薬物療法を検討（過鎮静に注意し、安定したら薬物療法は終了する） ポイント 家族からの話も、本人からの話も大切にする

3．認知症後期の家族・介護者支援

　認知症後期では、IADLに加えADLも障害され寝たきりの状態となっていきます。食事や水分の経口摂取が困難となり、誤嚥性肺炎などが繰り返され、今後の治療と療養の場についての倫理的課題に直面することが多くなります。つまり、どのように人生の最終段階を迎えるかの意思決定を支援することが求められます。

　認知症後期における症状、家族・介護者の困りごととその対応について、**図5**にまとめます。

*

　認知症の人が「最期まで住み慣れた自宅で生活したい」という意思を実現するには、私たちも家族・介護者を支えていくことが大切となります。それが実現できたときは、家族・介護者、そして私たちも大きな喜びを得ることができます。

　「認知症で大変だったけど、たくさんの思い出と学びがあった。悔いはない」と言われる方もいます。

図5　認知症後期の症状と家族・介護者の困りごと

症状
・ADLが障害される（移乗、更衣、食事、排泄、整容、入浴など）
・近しい人の失見当
・発語が減り、会話が成立しなくなる
・徐々に寝たきりになる
・肺炎、転倒による骨折などで入退院を繰り返す
・口から食事や水分が摂れなくなる

家族・介護者の困りごと
・本人の希望がわからない
・ご飯を食べて元気になってほしいのに、食べてくれない

具体例とその対応

終末期の本人の希望がわからない	●本人の気持ちを推測する ・言葉で表現できなくても、顔の表情や態度から快・不快を読み取る ・自分でされたくないことは、相手もされたくない ●家族や周囲の人と、本人の人生を振り返る ・どのような性格で、どのようなことを大切にしてきたのか？→おそらく、いまもそれを大切にしている ポイント　認知症の症状が進んでも本人の意思はある。それを代弁する
ご飯を食べて元気になってほしいのに、食べてくれない	●食事を食べられない理由を考える ・食事を認識できない、食形態の問題→工夫する ・工夫をしても食べられない→病期の問題（終末期）→今後の話し合い ●家族・支援者で人生会議をする ・病期の理解を促す ・本人にとってどうすることが最善か、家族・支援者で本人の目線に立って考える ・医療（点滴、経管栄養等の各種延命処置）や療養について、医学的判断や本人の考え方を反映させる ポイント　できれば、意思確認が明確なうちに本人の考えを聞く、書面に残しておくと、その時の家族とチームでの意思決定がしやすい

引用文献
1. 南敦司：連載 カンフォータブル・ケアで変わる認知症看護，第18回 認知症ケアに欠かせない家族ケアについて．精神科看護 2017；44（10）：48-55.

参考文献
1. 川畑信也：認知症診療に役立つ77つのQ＆A．南山堂，東京，2015.

認知症に特有な倫理的課題と意思決定支援

河端裕美

[認知症に特有な倫理的課題]

認知症ケアでは、本人の認知機能の低下や判断能力の低下などにより倫理的課題が生じやすく、意思決定支援者にはさまざまな倫理的課題への対応が求められます。倫理的視点をふまえながら、本人・家族の状況を身体的・精神的・社会的側面からアセスメントし、本人にとって最善となる医療・ケアについて検討します。認知症ケアに特有な倫理的課題は、大きく7つに分類でき、認知症と診断されたときから終末期に至るまで、常に倫理的アプローチが必要となります（**表1**）[1]。

認知症初期では、認知症の診断や本人への告知などの問題が多く、中期から終末期になると認知機能の低下や判断力の低下により、日常生活場面

表1　認知症ケアに特有な倫理的課題

1．診断と医学的適応	・診断のために十分な検討がなされているか ・診断は適切な時期に行われているか ・適切な治療が提供されているか
2．認知症者の意思決定能力のアセスメント	・意思決定能力の判定は難しいことを理解したうえでアセスメントしているか ・意思決定能力のアセスメントは多角的に十分に行われているか
3．情報提供・開示	・認知症者の自律性を尊重しているか ・情報提供を十分に行っているか ・家族とも情報共有はされているか ・文化的側面を考慮しているか
4．意思決定と同意	・認知症者の意思決定能力を低く見積もっていないか ・代理決定が必要な場合は責任をもって行われているか ・リヴィングウィルや事前指示書について適切に検討されているか
5．ケアが提供される環境・社会的背景	・家族によいケアが提供されているか ・スタッフは組織的に管理されているか ・認知症者が他者に危害を与えるリスクはないか ・使える資源が限られている場合は適切に活用されているか
6．ケアプロセスと評価	・提供しているケアが認知症者のためになっているか否かを常にアセスメントしているか ・認知症者の生きる力を十分に引き出しているか ・スタッフが自分の考え・価値感や提供したケアについて振り返りをしているか ・虐待や不適切ケアが行われていないか
7．倫理的課題が生じやすい特有の状況	・自動車の運転、医学的検査の実施、薬物療法、人工的水分・栄養補給、身体拘束、終末期・緩和ケア

Strech D, Mertz M, Knüppel H, et al：The full spectrum of ethical issues in dementia care：systematic qualitative review. Brit J Psychiatr 2013；202：400-406を参考に作成
松本佐知子：よりよい治療を受けるための意思決定支援. 日本看護協会 編, 認知症ケアガイドブック. 照林社, 東京, 2016：58より引用

において本人の意思が尊重されにくくなるなどの問題が発生しやすくなります。

認知症の進行に伴い、どのような倫理的課題が発生するか予測しながら、認知症初期の段階から継続的にかかわります。

認知症をもつ人に対する意思決定支援

1．意思決定支援の重要性

超高齢社会を迎え、療養の場は病院から介護施設や自宅など、暮らしの場に移行しつつあります。これらの背景のなか、高齢者自身が意思決定する機会は増加しています。しかし、加齢変化や認知症に対する理解不足、判断能力の低下などにより倫理的課題が生じやすくなっています[2]。

認知症をもつ人への意思決定支援の重要性は、今後ますます高まっていくと思われます。

2．意思決定支援に関するガイドラインの活用

平成30（2018）年6月、厚生労働省により『認知症の人の日常生活・社会生活における意思決定支援ガイドライン』[3]（以下、ガイドライン）が策定されました。このガイドラインは、認知症をもつ人（認知症と診断された場合に限らず、認知機能の低下が疑われ意思決定能力が不十分な人も含む）を支援するものであり、認知症をもつ人にかかわるすべての人が活用できる内容となっています（図1）。

ガイドラインでは、認知症をもつ人の特性をふまえた意思決定支援の基本原則として、「本人の意思の尊重」「本人の意思決定能力への配慮」「チームによる早期からの継続的支援」の3項目について示されています（表2）。この基本原則の中で、私たち支援する者にとって最も重要な視点は、「本人の意思の尊重」です。これまで、認知症をもつ人本人が不在のなか、家族と支援者との話し合いにより本人の治療や療養生活に関する方針を決定してしまうという状況が多く見受けられました。また、認知症であるがゆえに判断能力を低く見積もられ、本人が選択できる場面ですら意思決定の機会を与えられていないということもありました。

図1 ガイドライン概念図

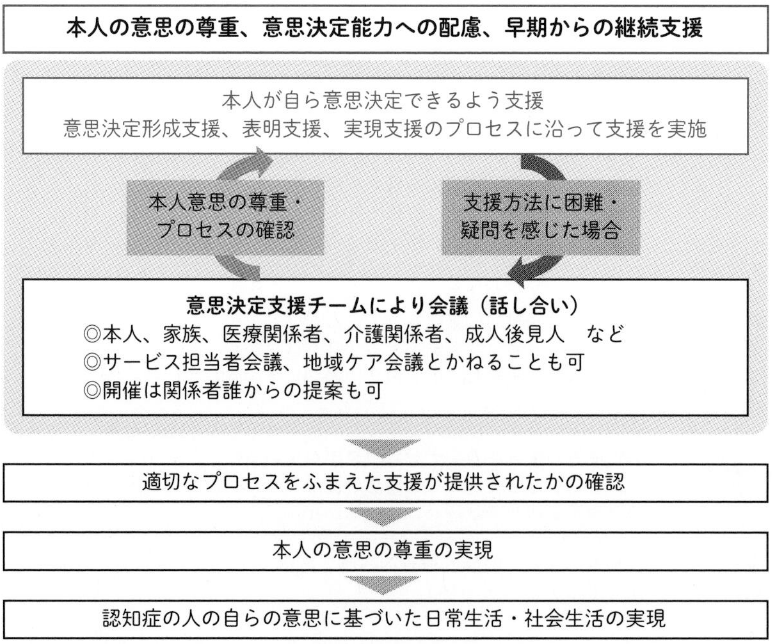

厚生労働省：認知症の人の日常生活・社会生活における意思決定支援ガイドライン. 2018：11より引用
https://www.mhlw.go.jp/file/06-Seisakujouhou-12300000-Roukenkyoku/0000212396.pdf

これからは、これまで以上に私たち意思決定支援者が、本人のもつ力を十分に引き出したうえで、本人の意思が尊重され、本人が意思決定できるようにアプローチすることが求められます。

認知症をもつ人に対する意思決定支援の実際

ガイドラインでは、具体的な意思決定支援のプロセスを**図2**のように示しています。

表2　認知症の人の特性をふまえた意思決定支援の基本原則

本人の意思の尊重	・意思決定支援者は、認知症の人が、一見すると意思決定が困難と思われる場合であっても、意思決定しながら尊厳をもって暮らしていくことの重要性について認識することが必要である ・本人への支援は、本人の意思の尊重、つまり、自己決定の尊重にもとづき行う。したがって、自己決定に必要な情報を、認知症の人が有する認知能力に応じて、理解できるように説明しなければならない ・意思決定支援は、本人の意思の内容を支援者の視点で評価し、支援すべきだと判断した場合にだけ支援するのではなく、まずは本人の表明した意思・選好、あるいはその確認が難しい場合には推定意思・選好を確認し、それを尊重することから始まる ・認知症の人は、言語による意思表示がうまくできないことが多く想定されることから、意思決定支援者は、認知症の人の身振り手振り、表情の変化も意思表示として読み取る努力を最大限に行うことが求められる ・本人の示した意思は、それが他者を害する場合や、本人にとって見過ごすことのできない重大な影響が生ずる場合でない限り、尊重される
本人の意思決定能力への配慮	・認知症の症状にかかわらず、本人には意思があり、意思決定能力を有するということを前提にして、意思決定支援をする ・本人のその時々の意思決定能力の状況に応じて支援する ・本人の意思決定能力を固定的に考えずに、本人の保たれている認知能力等を向上させる働きかけを行う ・本人の意思決定能力は、説明の内容をどの程度理解しているか（理解する力）、またそれを自分のこととして認識しているか（認識する力）、論理的な判断ができるか（論理的に考える力）、その意思を表明できるか（選択を表明できる力）によって構成されるとされる。これらの存否を判断する意思決定能力の評価判定と、本人の能力向上支援、さらに後述のプロセスに応じた意思決定支援活動は一体をなす ・意思決定能力の評価判定は、本人の認知機能や身体および精神の状態を適確に示すような情報と、本人の生活状況等に関する情報が適切に提供されることにより、十分な判断資料にもとづく適切な判断が行われることが必要である
チームによる早期からの継続的支援	・本人が自ら意思決定できる早期（認知症の軽度）の段階で、今後、本人の生活がどのようになっていくかの見通しを、本人や家族、関係者で話し合い、今後起こりうることについてあらかじめ決めておくなど、先を見通した意思決定の支援が繰り返し行われることが重要である ・意思決定支援にあたっては、本人の意思をふまえて、身近な信頼できる家族・親族、福祉・医療・地域近隣の関係者と成年後見人等がチームとなって日常的に見守り、本人の意思や状況を継続的に把握し必要な支援を行う体制が必要である ・本人の意思決定能力に疑義があったり、本人の意思決定能力向上・支援方法に困難がある場合は、意思決定支援チームで情報を共有し、再度本人の意思決定支援の方法について話し合う ・日常生活で本人に接するなど本人をよく知る人から情報を収集し、本人を理解し、支援していくことが重要である ・本人の意思を繰り返し確認することが必要である。意思決定支援者は、支援の過程や判断を振り返り、支援の質の向上を図ることが必要である ・本人のその後の生活に影響を与えるような意思決定支援を行った場合には、そのつど、記録を残しておくことが必要である

厚生労働省：認知症の人の日常生活・社会生活における意思決定支援ガイドライン. 2018：3-5より引用
https://www.mhlw.go.jp/file/06-Seisakujouhou-12300000-Roukenkyoku/0000212396.pdf

このプロセスに基づいた意思決定支援の事例を紹介します。

80歳代、男性、血管性認知症のAさんの意思決定支援

1）基本情報

【本人】・80歳代、男性、血管性認知症。

・既往歴：脳梗塞。

・MMSEは12点、簡単なやりとりであればコミュニケーションは可能。

・ADL全般に一部介助が必要。

・80歳代の妻と2人暮らし。娘が市内に住んでいる。

【家族】・妻は心房細動があり、定期的に通院している。

・Aさんと妻は、娘の前では本音が言えない。

【社会資源の活用状況】

月1回、内科の医師が往診に来てくれている。要介護4。訪問看護、訪問介護サービスを利用している。

【意思決定支援者】

医師、訪問看護師、ケアマネジャー。

2）意思決定支援内容

Aさんは比較的穏やかに日常生活を送ることができていますが、徐々に認知機能やADLの低下

図2　意思決定支援のプロセス

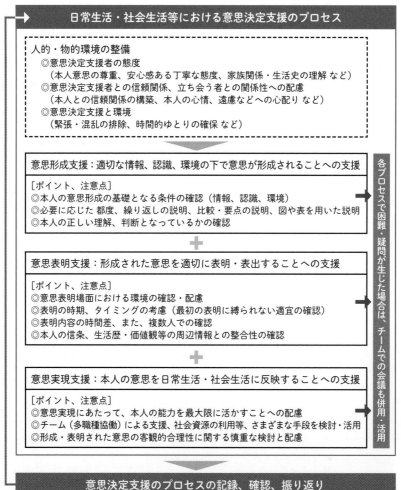

厚生労働省：認知症の人の日常生活・社会生活における意思決定支援ガイドライン．2018：12より引用
https://www.mhlw.go.jp/file/06-Seisakujouhou-12300000-Roukenkyoku/0000212396.pdf

が進行しています。そのような状況に対し、娘は「父を施設に入所させたい」と担当ケアマネジャーに申し出てきました。妻は、できる限り自宅で夫の面倒をみたいと思う一方で、娘からの施設入所の提案に迷っています。

そこで、Aさんの今後の療養場所について意思決定支援を行うことになりました。

3）意思決定支援のプロセス
①意思決定支援の人的・物的環境の整備
認知症をもつ人の意思決定支援の場面において、意思決定支援者の態度や本人との関係性、どのような場所で支援を行うかなどの環境整備が重要です。

本事例では、Aさんと妻、娘との関係性を考慮し、本人の意思が形成・表明しやすい環境となるよう整備しました（図3）。

②適切な意思決定プロセスの確保
意思決定支援者は、本人の意思決定能力を適切に評価しながら、適切な意思決定プロセスをふむことが必要です。意思決定のプロセスは、①本人が意思を形成することの支援（意思形成支援）、②本人が意思を表明することの支援（意思表明支援）、③本人が意思を実現するための支援（意思実現支援）の3つに分けられます。Aさんに対する実際の支援を、図4〜6に示します。

本事例では、Aさん本人の意思と娘の意思が対立している状況でした。このような場合、本人の意思を尊重することも大切ですが、家族の意思もふまえたうえで支援を行うことが重要です。意思実現支援の際には、施設に入所するか・しないかの2択ではなく、対立する意見の間をとるような選択肢を複数提示し、本人・家族に選択してもらうことが必要です。

本事例のように意見の対立が起こった場合は、意思決定支援者による話し合いの場を設け、それぞれの意見の裏側にどのような価値観や倫理原則が関係しているのかを整理していく必要があります。そして、"本人にとっての最善とは何か"という視点を中心に意思決定支援を行うことが重要です。

4）支援の結果
その後、Aさんの"住み慣れた自宅で過ごしたい"という意思を尊重しつつ、妻の介護負担を軽減できる選択肢を提示し話し合った結果、まずは通所介護を利用することになりました。

図3　ガイドラインに沿った意思決定支援の「人的・物的環境の整備」

【ポイント、注意点（ガイドラインより）】
◎意思決定支援者の態度
◎意思決定支援者との信頼関係、立ち会う者との関係性への配慮
◎意思決定支援と環境

【実際の支援】
・目線を合わせる
・適度な距離を保つ（本人の感覚器の機能や本人との信頼関係に応じて調整する）
・穏やかな表情、やわらかな口調で会話する
・「そうだったんですね」などと共感する態度で聞く
・「○○ですか？」などと自分の認識が本人の認識とずれていないかを確認する
・娘に対する遠慮から本音が話せない場合もあるため、意思決定支援の際は娘の同席を避ける
・意思決定支援の際は、妻に本人のそばにいてもらう
・自宅のリビングで意思決定支援を行う
・本人の生活リズムに配慮し、疲労感の少ない午前中の時間帯に意思決定支援を行う

Aさんの自宅にて

主治医　妻　Aさん　ケアマネ

看護師

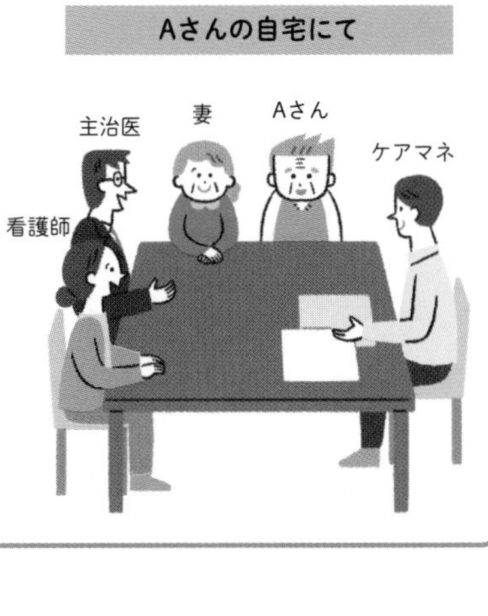

図4　ガイドラインに沿った「本人が意思を形成することの支援（意思形成支援）」

【ポイント、注意点（ガイドラインより）】
◎本人の意思形成の基礎となる条件の確認（情報、認識、環境）
◎必要に応じたつど繰り返しの説明、比較・要点の説明、図や表を用いた説明
◎本人の正しい理解、判断となっているかの確認

【実際の支援】
・Aさんは、簡単なやりとりであれば会話は可能
・Aさんが現状や今後についてどのように認識しているのかは不明
・Aさんと妻との関係性は良好
・主治医からAさんに対し、現在の病状や今後起こりうる状況についてわかりやすく説明してもらう
・意思決定支援の場面では、Aさんの妻、医師、訪問看護師、ケアマネジャーが同席する
・訪問看護師やケアマネジャーは、AさんがYES・NOで答えられるような閉じた質問を繰り返しながら、医師の説明をどのように理解しているかを確認する

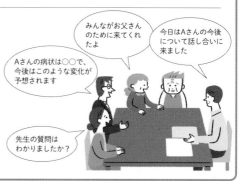

みんながお父さんのために来てくれたよ

今日はAさんの今後について話し合いに来ました

Aさんの病状は○○で、今後はこのような変化が予想されます

先生の質問はわかりましたか？

図5　ガイドラインに沿った「本人が意思を表明することの支援（意思表明支援）」

【ポイント、注意点（ガイドラインより）】
◎意思表明場面における環境の確認・配慮
◎表明の時期、タイミングの考慮（最初の表明に縛られない適宜の確認）
◎表明内容の時間差、また、複数人での確認
◎本人の信条、生活歴・価値観等の周辺情報との整合性の確認

【実際の支援】
・YES・NOで答えられるような閉じた質問を繰り返し、Aさんの意思を確認する
・主治医からの説明を受けた後の様子をどのように感じたか（理解しているように感じたか、理解できていないように感じたか等）を同席した複数人で確認、共有する
・Aさんのこれまでの生活歴や元気だったころに医療やケアについて希望していたことと、表明された意思の整合性を確認する

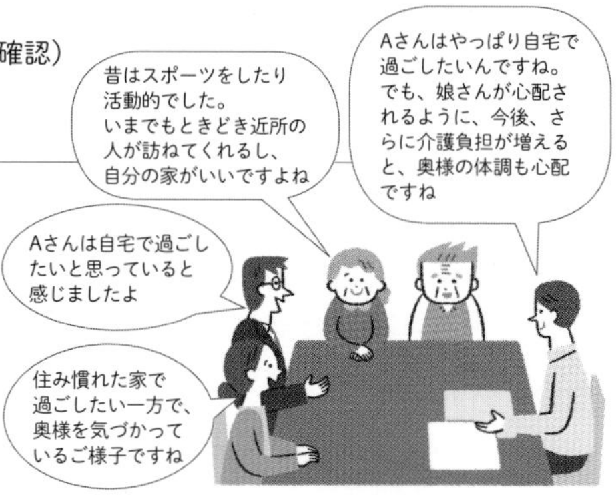

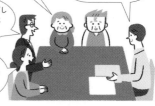

Aさんはやっぱり自宅で過ごしたいんですね。でも、娘さんが心配されるように、今後、さらに介護負担が増えると、奥様の体調も心配ですね

昔はスポーツをしたり活動的でした。いまでもときどき近所の人が訪ねてくれるし、自分の家がいいですよね

Aさんは自宅で過ごしたいと思っていると感じましたよ

住み慣れた家で過ごしたい一方で、奥様を気づかっているご様子ですね

図6　ガイドラインに沿った「本人が意思を実現するための支援（意思実現支援）」

【ポイント、注意点（ガイドラインより）】
◎意思実現にあたって、本人の能力を最大限に活かすことへの配慮
◎チーム（多職種協働）による支援、社会資源の利用等、さまざまな手段を検討・活用
◎形成・表明された意思の客観的合理性に関する慎重な検討と配慮

【実際の支援】
・Aさんには“住み慣れた自宅で過ごしたい”という意思があることを多職種で確認する
・ケアマネジャーは、娘に本人の意思を伝える
・ケアマネジャーは、娘がAさんを施設に入所させたいと申し出た理由を確認する
・妻の体調や介護負担を考え、社会資源の調整を検討、提案する
・Aさん本人の意思や本人の意思を支えたいという妻の思いを考慮し、まずは通所系サービスの利用を提案する
・Aさんはこれまで通所系サービスを利用したことがないため、Aさんの好む環境に近い施設を選び、まずは妻と一緒に見学に行ってもらうよう調整する

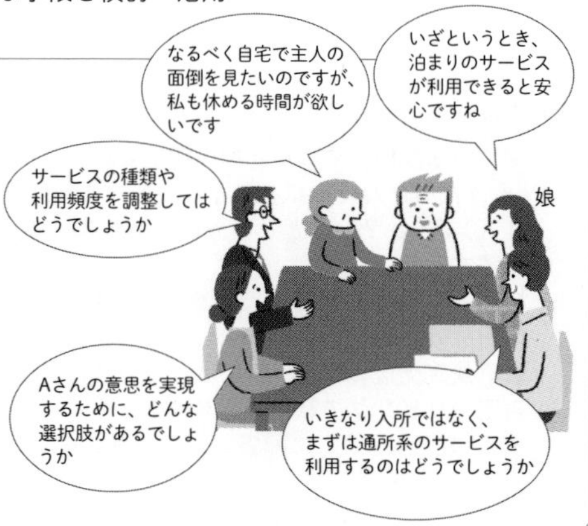

なるべく自宅で主人の面倒を見たいのですが、私も休める時間が欲しいです

いざというとき、泊まりのサービスが利用できると安心ですね

娘

サービスの種類や利用頻度を調整してはどうでしょうか

Aさんの意思を実現するために、どんな選択肢があるでしょうか

いきなり入所ではなく、まずは通所系のサービスを利用するのはどうでしょうか

図7　意思決定支援者による話し合い

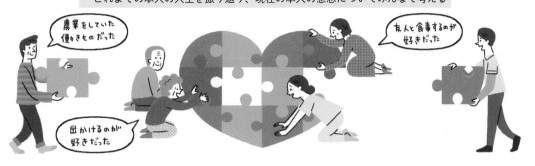

・認知症の人本人に関する情報をそれぞれが持ち寄り、ていねいにつなげていく
・これまでの本人の人生を振り返り、現在の本人の意思についてみんなで考える

> 農業をしていた働きものだった

> 出かけるのが好きだった

> 友人と食事するのが好きだった

　今後、Aさんの在宅療養が困難になった場合に、少しでもAさんが混乱せず生活を移行できるよう、通所介護施設は、入所サービスの提供もある施設を選びました。

　このような選択により、Aさんの意思を尊重しつつ、妻の介護負担や娘の不安を軽減することができました。

［認知症をもつ人に対する意思決定支援における留意点］

1．日常生活における意思決定支援

　意思決定支援というと、食べられなくなった場合に胃瘻を造設するかどうか、在宅療養が困難になった場合に療養の場所をどうするか、などといった重大な方針決定の場面を想像することが多いかもしれません。しかし、日常生活のなかにこそ、多くの意思決定支援の機会があります。

　例えば、食事の場面一つをとっても、「○○が食べたい・食べたくない」「○○さんと一緒にご飯が食べたい」など、さまざまな意思が形成されています。意思決定支援者は、食事、排泄、清潔、整容、活動といった日常生活のなかで、認知症の人本人の意思をくみとり、本人にとって心地

よいものとなるよう支援を積み重ねることが重要です。そして、そのような支援の積み重ねが、最期まで本人の尊厳を保つことにもつながるのです。

2．本人の意思の確認が困難な場合の対応

　認知症の進行や意識障害などにより本人による意思形成や表明が困難な場合は、家族等といった、以前の本人を知る人を含めた意思決定支援者による話し合いをもつことが必要です。意思決定支援者がもつ情報を持ち寄り、これまで本人がどのような人生を歩み、どのような意思決定をしてきたのかをふまえ、現在の本人の意思について、繰り返し話し合うことが重要です（**図7**）。

引用文献

1. 松本佐知子：よりよい治療を受けるための意思決定支援．日本看護協会 編，認知症ケアガイドブック．照林社，東京，2016：56-58.
2. 日本看護協会：看護職が直面する倫理的問題とその考え方 意思決定支援と倫理（2）高齢者の意思決定支援．https://www.nurse.or.jp/nursing/practice/rinri/text/basic/problem/ishikettei_2.html（2020/2/20アクセス）
3. 厚生労働省：認知症の人の日常生活・社会生活における意思決定支援ガイドライン．平成30年6月．https://www.mhlw.go.jp/file/06-Seisakujouhou-12300000-Roukenkyoku/0000212396.pdf（2020/2/20アクセス）

内田陽子

その① 認知症と決めつけて馬鹿にしないでほしい

「認知症と決めつけて馬鹿にしないでほしい」——この言葉は、母が私に言った言葉です。

遠方に住んでいた母を近くに呼び寄せたころ、日付や出来事を忘れることがみられたので、私は母に毎日注意をしたり、“脳トレーニング”と称して問題を出して、解答させたりしていました。

しかしあるとき、「あんた、大学の先生かも知れんが、肝心なことを忘れとるよ」と母が憤慨しました。「何を？」と私が聞き返すと、「やさしい気持ちで接してほしい。“何もできない”と決めつけないでほしい」と言ったのです。私は、その言葉にハッとして、猛省しました。それからは、母のことを“老年看護の師匠”として敬い、時には謝金を支払うようにしました。

老年看護学の教員である私でも、“家族”の立場になると、冷静になれない自分がいました。家族の気持ちを理解しながら、認知症の人本人の立場を積極的に考える重要性を痛感しました。

その② ヘルパーさんの助けを借りて、自分の家で暮らしたい

要介護者の母は、食事や着替え、入浴といった作業の一つ一つを、毎日大変な思いで行っています。「順番がわからなくなる」「物が見あたらない」「手先が思うように動かない」「背中が痛い」「疲れる」などつらい思いを訴えます。

ある日母は、「3食昼寝つきで、いつでも誰かがそばにいてくれる場所で暮らしたい」と言い出しました。そこで、近所にあるグループホームの見学会に母と一緒に参加することにしました。見学に行ったグループホームは新築でバリアフリーの部屋、介護職の方々は皆やさしそうで、テーブルには母の大好きなお寿司が並んでいました。

「ここなら、母も満足するだろうな」そう思ったとき、母は突然「早く家に帰りたい」と言い出しました。「ヘルパーさんの助けを借りれば、自分で生活できる」「不自由があっても好きな物を食べ、自由に動くことができる自宅がいい」という必死の訴えを聞き、母の意見を尊重することにしました。

本人の思いや意思は、そのつど変化します。こちらも手をかけて、本人が決められるようにその場所を見せたりして状況を伝え、そのつど確認することが大切です。

その③ なんとか必死でがんばった

ある日、私の外泊中に母から「冷房が壊れた、暑くてたまらん」と電話がありました。冷房のボタンを間違えたのかと思い確認方法を教えても、母は冷静になれません。私から電気屋さんに連絡しましたが、運悪くお盆中だったため、「修理や取り付けはすぐには対応できない」と言われてしまいました。

困った私は、母を近くのホテルに宿泊させることにしました。母はしぶしぶ納得して、いつものタクシーを呼びホテルに向かいました。私は、母が宿泊するホテルに電話をして、母は要介護者であることを事前に伝えました。

ホテルに宿泊した母は、使ったことのないカードキーや、暗証番号を入力して使用する大浴場、自宅とは違うエアコンやテレビの操作などとても混乱し、数え切れないほどフロントに電話をしたようです。ホテルの従業員の方も何度も母に呼ばれるので、事前に声かけをしていただきました。また、朝食のバイキングでは、他の宿泊客の方が手伝ってくれたそうです。

チェックアウトを済ませて、母が自宅に戻ったところヘルパーさんがいました。一緒に家へ入り、エアコンのリモコンボタンを押したところ、涼しい風が吹き出たそうです。

私は、ホテルの従業員や宿泊客の方々、ヘルパーさん、タクシーの運転手さん等多くの方へ感謝するとともに、母の対応力に感心し、たくさん褒めました。母は、「なんとか必死でがんばった」と言いました。その言葉に、母への愛おしさがいっそう増しました。

その④ 逆の発想で、ポジティブに受け止める

母は、私の自宅の斜め前のアパートに住んでいますが、何か不安になるとすぐに私の携帯へ電話をしてきます。1日に何度も電話をかけてくるため、私も仕事に支障をきたしてしまいます。母に、あまり電話をしてこないよう注意しようとしましたが、逆の発想が大事だと思い、「いつでも遠慮なく、どんどん電話をかけてきてね」とやさしく、繰り返し強調することにしました。すると、電話の回数が減ってきたのです。

あるとき、会議中に電話がかかってきたので母に尋ねると「宝くじが当たった」というではありませんか。「いくら？」と私が尋ねると、母は「1万円」と答えました。確かに先日、私が同伴して母が宝くじを買いましたが、どうやって当選番号を確認したのかが疑問でした。会議後に母に改めて尋ねたところ、新聞を買いに近くのコンビニに行って自分で確認したとのことでした。宝くじも本当に当たっていて、私も大喜びしました。

またあるときは、「ドアの向こうに怪しい人がいる」と深夜に電話をしてきました。しかし、私は熟睡していて電話に気づかず出ることができなかったので、母は警察を呼んでしまいました。そのとき母は「さすが、警察官は頼もしい」と喜んでいましたが、私は恥ずかしい思いをしました。しかし、警察官に母のことを知ってもらうよい機会ができたと思っています。

介護者を困らすBPSDは本人の不安の表れの一つでもあります。叱るよりも、「表出してもだいじょうぶ」という姿勢をもつこと、そして「逆の発想で、ポジティブに受け止める」ことで介護者もHAPPYな気持ちになれることがわかりました。

訪問看護師、在宅ケア職員に求められる認知症ケア

訪問看護師に必要な認知症アセスメントとケア、連携

梨木恵実子

訪問看護利用者の特徴

訪問看護を利用する人の主疾患は、心不全や肺炎、脳血管疾患など、認知機能に影響を及ぼす疾患が多いのが特徴です。2017年時点での訪問看護利用者の約7割は認知症をもっています[1]。そのうち、認知症高齢者の日常生活自立度ランクⅡ（誰かが注意していれば自立できる）以上は約6割、ランクⅢ（介護を必要とする）以上は約3割を占めるといわれています[1]。しかし、実際には「認知症・精神障害に関するケア」の提供は約2割と少なくなります（**表1**）[2]。

訪問看護では、主疾患だけでなく認知症の視点ももって看護を提供することが求められます。

訪問看護に必要なアセスメント、ケア、連携のポイント

1．その人それぞれに合った在宅医療・サービスを考える

訪問看護は、認知症の人がもつ疾患に合わせて本人や家族が自宅でできる医療の対応を行います。身体面のみの評価だけでなく認知機能も同時に評価することで、本人のセルフケア能力と各サービスの支援の量と内容を判断します（**図1**）。

2．認知症と主疾患の進行度を評価して、今後のケア目標を立てる

自宅では、認知症も主疾患も、病院のようにいつでも画像診断できる環境ではありません。日々

の生活の変化を通して心身を評価し、今後起こりうる症状を予測します。そして、どのような医療やケアであれば本人に受け入れてもらえるのか、意思を確認しながらサービスにつなげていくことが大切です（**図2**）。

3．BPSDやせん妄の要因を見きわめ、情報を共有する

認知症の人が在宅生活を続けられない要因の一つに、BPSDやせん妄があります。家族等介護者にとって負担になることはもちろん、本人にとっても苦痛なものです。

BPSDやせん妄の要因を「認知症だからしかたない」と決めつけず、体調悪化の有無も見逃さないことが大切です。急に意識レベルなどが変わった場合、せん妄の可能性が高いです。受診して、治療の情報は日誌などにまとめ、多職種で共有します（**図3**）。訪問看護は、多職種のなかで体調マネジメントのリーダーシップをとる役割をもっています。

ノートや日誌、おくすり手帳を活用して、お互いに「何をみるのか」がわかるように共有するとよいでしょう。

4．言葉だけに頼らず、ていねいな観察から状態を読み取る

訪問看護では、言葉でうまく伝えられない認知症の人の体調を、ていねいな観察やフィジカルアセスメントを行い明確にします。

例えば、「いつも笑顔で迎えてくれるけど、今日は表情が暗いな」「好物のお寿司を残している

表1　訪問看護における認知症利用者の特徴

● 訪問看護利用者の主疾患：
　心不全、肺炎、脳血管疾患など、認知機能に影響を及ぼす疾患も多い
● 認知症高齢者自立度判定ランクⅡ（誰かが注意していれば自立できる）以上　　約6割
　　　　　　　　　　　　　　　ランクⅢ（介護を必要とする）以上　　　　　　約3割
● 医療的ケアや医療機器の存在：認知症や認知機能が低下している人には管理が難しい

> 訪問看護では、認知症と主疾患の両方の視点が必要

e-Stat 統計でみる日本. 平成28年介護サービス・施設事業所調査「訪問看護ステーションの利用者」表3を参考に作成

図1　医療マネジメント・ケアプランの立案

①体調の評価
・本人の言葉（主観的）
・視診、触診、聴診、打診
・屋内・屋外の生活状況
・医師の診察・検査結果

②認知機能の評価
・HDS-R、MMSEによる点数評価
・ハト・キツネ模倣テスト
・料理や掃除など生活の状況
・会話（例：同じ話を繰り返す）
・医療のセルフケア（例：余った薬、伸びた爪）

③その人に合った医療マネジメント・ケアプランの立案
・工夫すれば本人ができるのか、周りが補う必要があるのか確認する
・フォーマルとインフォーマルなサービスと連携する

図2　認知症と主疾患の進行度を評価して今後のケア目標を立てる

【認知症の進行度】
・HDS-R：18点
・生活状況：料理ができなくなった
・記憶の程度：日時がわからない

【主疾患の進行度】
・半年前に心不全で入院した
・歩く時の息切れが強くなってきた

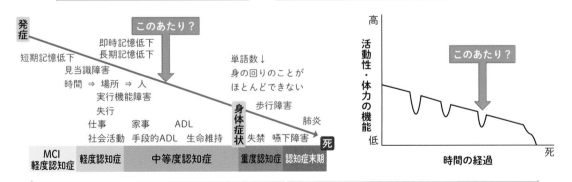

> 訪問看護は本人の認知機能と身体機能評価を行い、本人の意思決定
> 支援を行いながら必要な医療ケアを提供する

平原佐斗司：認知症の緩和ケア. チャレンジ！非がん疾患の緩和ケア. 平原佐斗司 編著, 南山堂, 東京, 2011：60.
Lunney JR, Lynn J, Foley DJ, et al：Patterns of functional decline at the end of life. JAMA 2003；289（19）：2387-2392.
上記2文献を参考に作成

図3　BPSDやせん妄の発症要因を探り、多職種で共有する

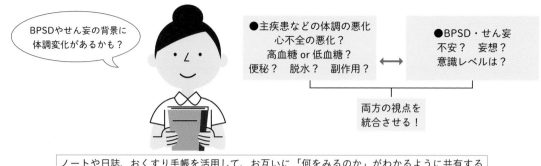

BPSDやせん妄の背景に体調変化があるかも？

●主疾患などの体調の悪化
　心不全の悪化？
　高血糖 or 低血糖？
　便秘？　脱水？　副作用？

●BPSD・せん妄
　不安？　妄想？
　意識レベルは？

両方の視点を統合させる！

ノートや日誌、おくすり手帳を活用して、お互いに「何をみるのか」がわかるように共有する

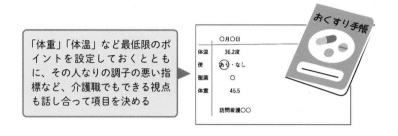

「体重」「体温」など最低限のポイントを設定しておくとともに、その人なりの調子の悪い指標など、介護職でもできる視点も話し合って項目を決める

な」「天気のよい日はいつも洗濯物を干しているけれど、今日は天気がいいのに干していない」などの日課や習慣などについて、いつもとちがう様子をキャッチします。少しの変化でも気づくことができるよう、家族や多職種に対してもアンテナを高くしておきます。（**図4**）。

また、訪問看護は、ある変化に気づいたとき、医療対応を要する病的要因なのか、ケアで改善する要因なのかを同時に考えてアプローチします。例えば「体重減少」という変化についてもさまざまな要因とケア方法を考えます（**図5**）。このとき、「認知症だから食べられなくなるのは自然なこと」と最初からあきらめないようにしましょう。本人の好物や甘いものを用意する、食器の色を変えるなど、食事環境を工夫するだけで改善することもあります。

5．服薬管理の援助

訪問看護での服薬管理は大切な役割の一つです。このとき、「家族やヘルパーに任せておけばよい」となりがちではないでしょうか。まずは認知機能評価を行い、その人に合う方法を、一緒に相談しあうことが大切です。

Ｃさんは、主疾患に喘息と心不全があり、1日3回の服薬と1日1回の吸入薬が処方されています。ケアマネジャーからは、服薬カレンダーを用いて管理を行っていたとの情報がありました。しかし、訪問看護の際に大量の内服薬と空の吸入薬が発見されました。Ｃさんはなぜ服薬カレンダーでの管理が困難だったのでしょうか。Ｃさんには見当識障害や記憶障害があり、日付を記載されてもわからなかったという理由があったのです（**図6**）。

私たちは看護職として、認知症の人の体調を把握し、薬の処方などを医師と相談することも大切な役割です。最近では、かかりつけ薬剤師や薬局、訪問薬剤管理指導といった制度も地域での活動を活発化していますので、協働することも一つの方法です。

6．いま行っている医療が本当に必要か考える

医療機器は、認知症の人にどう見えているでしょうか。私たちは見慣れていても、生き物や人、ときには恐怖を感じる物に見えている場合もあります。

図4 「言葉」だけに頼らない、ていねいな観察で状態を把握

いつも笑顔で訪問を迎えてくれるAさんだけど、今日はちょっと違う…

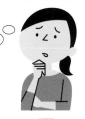

【Aさんの日課と屋内外の光景を観察】
・天気がよい日はいつも洗濯物を干しているのに、今日は干していない…？
・いつもは全部食べるのに、食事が残してある…？

【五感のフル活用】
・笑顔が少ない
・脇が乾燥している
・お腹の真ん中を触ると痛みがある

【アセスメント】
・言葉では言えなくても、活動量は少ない
・腹部の痛みから、膀胱に異常があるかもしれない
・食事量も少ない。最近は暑さが続いて、やや脱水気味となり膀胱にも影響したか

【介入例】
・医師へ報告し往診を依頼。尿路感染診断にて抗菌薬治療開始
・抗菌薬のセッティング（定期薬の袋に貼りつける、など）
・治療効果を確認する
・毎日の生活の中での水分補給
例：家族、訪問介護、通所サービスなどと、血尿有無や痛みなどの観察ポイントを具体的に共有する

図5 一つの現象を多角的にアプローチ

・2か月前と比べて体重が3kg減少したBさん
・本人に聞くと、「食べてるよ」「体重が減ったんか。ダイエットしてるんだよ」

【原因探索】
・悪性腫瘍などの医療対応を要する病的要因か？　食事量低下、低栄養が要因か？

【さらに具体的に観察】
・口腔内や義歯の状態→義歯は10年前に作成。食事のときに途中で外したがる
・1日の食事量、食事の環境→週2回デイサービス。夜は家族と一緒
・食事の準備→一人では準備できない

【アセスメント】
・義歯が合わず食べづらい
・デイサービスなど誰かと一緒の環境なら食べられる
・一人の食事環境は寂しいのかも
・家で一人のときは食事の準備ができない、「昼ごはんの時間」と認識できない

【介入例】
・歯科医と協働して義歯の調整
・デイサービスを増やす
・知人やボランティアなどインフォーマルサービスと協働し、訪問時に一緒にお茶を飲んだりする
・朝、家族が出かけるとき、調理しなくてよい好きな食べ物などをテーブルに置く

図6　認知機能に応じた服薬管理への援助

・喘息と心不全を主疾患にもつCさん。1日3回の内服と1日1回の吸入薬が処方
　されていたが、訪問看護開始時、戸棚から多量の内服薬と空の吸入薬がみつかった
・ケアマネジャーからは自分で服薬カレンダーを使って管理していたと情報があった

【原因探索】
・薬の存在や服薬を忘れている？　管理方法が適切か？

【さらに具体的に観察】
・認知機能の把握→日時が言えない→即時・近時記憶障害
・薬の認識、吸入手技の記憶→吸入器の残量の表示が見えない。渡せば吸い方は覚えている（手続き
　記憶が残る）
・訪問時と最近の体調の把握

【アセスメント】
・服薬カレンダーに記載した曜日・日付を確認して服薬を判断することは困難
・服薬したか忘れる
・誰もいない時間帯
・直接渡せば吸入も可能
・体調は落ち着いている

【介入例】
・薬や吸入器は直接手渡す→各サービスと協働する
・必要な薬の再検討→薬の回数や服用時間を検討する（訪問看護の際に手渡しできる時間帯〈例：昼
　1日1回〉）

入院中に酸素カニューレを使用している人が外してしまうこともありますが、「仕方がないこと」と最初から諦めず、多角的にアプローチしてみましょう（**図7**）。

また、一度導入した医療は、なんとなくそのまま続けられていることがないでしょうか。訪問看護では、その医療が本当に必要か評価する役割もあります。訪問時に、食事や入浴、歩行など、自宅での生活のなかでSpO$_2$を測定したり、顔色や呼吸状態を観察して医師に報告し、医療処置が終了になることもあります。

7．人としての尊厳を保つ

認知症の人は、徐々に自分の身の回りのことができなくなります。それは、人としての尊厳が傷つくことにもつながります。例えば失禁は、放置すると尿路感染や褥瘡が発生し、臭いや衣服の汚れなども加わると、その人らしさに影響を及ぼし

ます。訪問看護は、医療と生活の両方の視点でとらえて、その人の尊厳を保てるよう援助を行います（**図8**）。

最近は介護用品も多種多様ですので、尿量や体型、また経済面なども考え、その人にあったパッドやおむつなどを、本人・家族やケアマネジャー等と一緒に考えながら選択します。

8．ケアと医療対応は「具体的」なポイントの「可視化」でわかりやすく

認知症も併存疾患も、進行するとさまざまな症状が一度に出現します。また、症状は本人にとって苦痛であり、その人の生活に支障をきたします。これらの情報は、利用者の身近にいる介護職者のほうが目にする機会が多いのではないでしょうか。

介護職者は気づいても、どんなときに、どのように看護職者に連絡したらよいのか悩み、またど

図7　いまの医療が必要か考える

- 肺炎で入院し、在宅酸素導入となり帰宅したDさん。帰宅後は、座位生活が中心であった
- 訪問時にはいつも、外した酸素カニューレが机に置いてある
- 動作はゆっくりで、移動時は手引き歩行または車椅子を使用している

↓

【原因探索】
- Dさんに在宅酸素は必要か？　Dさんは在宅酸素やカニューレをどうとらえているのか

↓

【さらに具体的に観察】
- 呼吸状態、SpO_2値→デイサービスでの入浴時は息が切れる。安静時は、酸素カニューレを外していても呼吸は穏やか。SpO_2 95%以上
- 入院中に追加した薬→精神安定薬・睡眠薬
- 酸素カニューレに対する認識→「皆が作業する紐だろ、何かに使う紐なのか？」

↓

【アセスメント】
- 入浴時は酸素消費量が増えて本人も息切れがあるが、それ以外では呼吸は穏やかであり、酸素投与は必要時のみでよいかもしれない
- 追加された薬によって意識が朦朧とし、酸素カニューレを無意識に外しているのかも？　精神安定薬や睡眠薬は在宅に戻ったので必要ないかもしれない
- 在宅酸素そのものが自分のものと認識していないので外すのかも？
- 体調は落ち着いている

↓

【介入例】
- 酸素投与の必要なタイミングを医師と相談する→入浴時など活動時のみであれば、介助者がカニューレをつけることができる
- 必要な薬の再検討→精神安定薬や睡眠薬の減量・中止
- 酸素カニューレを目立たせる→好きな色の布やテープを巻く

認知症の人の生活を応援するための Q&A

　訪問看護師です。現在訪問しているお宅で、一人暮らしの女性が認知症と診断され、都心のマンションに住むご長男が引き取られました。女性は、処置をしている最中も非協力的で、病院に入院したほうがよいのではないかと考えます。どうしたらよいでしょうか？

　環境が急に変化して落ち着かないことが考えられます。まずは、いきなり処置を行うのではなく、マンションの室内外を、手をつないで散歩して慣れてくれるよう導入のケアを取り入れてみてはいかがでしょうか。そして、ご本人の希望や困りごとを聞いてください。慣れてくれば、訪問時間も短くできるでしょう。

　また、訪問看護開始直後は長めに時間を確保してもらえないか、訪問看護指示書を発行する医師やご長男、ケアプランを作成するケアマネジャーに働きかけてみましょう。単に医療処置を行うだけではなく、認知症の人のリロケーションダメージへも配慮したケアも考えてみましょう。

(宮澤真優美)

図8　人としての尊厳を保つ医療と生活面のアプローチ

・アルツハイマー型認知症で、一人暮らしのEさん。ベッドや衣類に尿や便の失禁が目立つようになった
・デイサービスの職員から「朝迎えに行ったときに失禁している」「同乗した人が臭って困る」などの報告があった
・ベッドからトイレ間の移動は、ゆっくりした歩行なら可能

【原因探索】
・尿・便失禁の原因

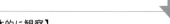

【さらに具体的に観察】
・便の性状→ブリストルスケール6（泥状便）
・薬の種類→漠然と緩下剤を使用していないか、誤って緩下剤を多量に服用していないか
・トイレ時の様子→排便後に自分で拭けない、トイレに着く前に失禁してしまう
・紙パンツを着用しているが、尿があふれている

【アセスメント】
・泥状便が確認されているが、定期的な緩下剤は服用されたまま
・毎回ではないが尿・便意はある。しかし、トイレに間に合わない（切迫性尿失禁）。トイレがわからない（機能性尿失禁）、自分で拭けずに下着やズボンに便が付着する
・紙パンツの吸収量が尿量に合っていない

【介入例】
・薬の調整→緩下剤の減量・中止
・トイレ誘導と排便コントロール→訪問時やデイサービスで誘導。直腸診を行い、便に触れる場合は座薬を使用。排便日はカレンダーに○印をつける
・訪問介護やデイサービスの時間の調整→訪問介護は夕方とし、朝の紙パンツ内の吸収量を最小限にする
・吸収量の多い紙パンツへ変更
・部屋の換気、掃除
・陰部洗浄後、殿部に皮膚保護クリームを塗布し皮膚障害を予防

うすればよいのか具体的な指示を求めています。看護職者として、誰が見てもわかりやすい表現で「具体的」に書かれた「可視化」された行動計画（アクションプラン）などを作成して、目につくところに貼るなどし、計画の共有化を図ります（**図9**）。訪問看護は、口頭だけで「共有したつもり」にしない姿勢が大切です。

9. 訪問時は、認知症の人が安心できる対応を心がける

訪問看護では、家にあがらせていただくこと自体に苦労するケースもあるでしょう。例えば、訪問看護に伺った際、認知症の人に「私はどこも悪くないのに、なんで家に看護師が来るの」などと言われたことはないでしょうか。

認知症の人が、「楽しい」「よかった」といったポジティブな感情になれるように働きかけるのはもちろんですが、自分自身の訪問時のかかわり方も振り返ってみましょう。例えば、限られた時間で仕事をこなさなければいけないと焦っている、終始マスクを着用して相手に顔を見せていない、認知症だから説明しなくてもいいだろうなどと思い込んでいるなど、看護師としての姿勢が問われているのかもしれません（**表2**）。

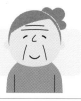

図9　ケアと医療対応は「具体的」なポイントの「可視化」でわかりやすく

・誤嚥性肺炎の既往のあるFさん。介護職者による食事介助を受けている
・介護職者は、「また肺炎を起こすと怖い」と話す

【さらに具体的に観察】
・食事中の様子→食事が始まらない→Fさんから見えない位置に置いてある
・口の中が乾燥気味→介護職者から聞いたり、直接訪問して観察する

【アセスメント】
・認知症の進行により、食べ物の認識も障害されている→食行動の障害
・食べ方の変化は不可逆性のものであり、今後も肺炎を起こしやすい
・姿勢や口腔ケアによって、誤嚥を予防することにつなげられる→ケア方法に改善の余地がある

【介入例】
・「具体的」なポイントを「可視化」して共有する

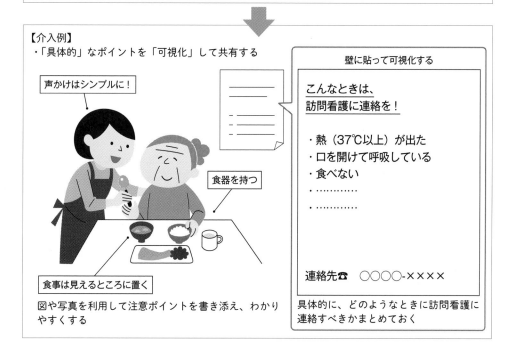

声かけはシンプルに！

食器を持つ

食事は見えるところに置く

図や写真を利用して注意ポイントを書き添え、わかりやすくする

壁に貼って可視化する

こんなときは、
訪問看護に連絡を！

・熱（37℃以上）が出た
・口を開けて呼吸している
・食べない
・…………
・…………

連絡先☎　○○○○-××××

具体的に、どのようなときに訪問看護に連絡すべきかまとめておく

表2　認知症の人が安心できる対応の例

・同じ時間帯、同じ看護師が伺うなど、訪問の時間帯や訪問者の工夫
・家族や知人、ケアマネジャー等、すでに本人と関係ができている人がいるときに訪問する
・散歩や近所の紹介、趣味など、本人の好きなことを取り入れた、感情記憶に働きかけた会話や作業

看護師としての姿勢

・焦らない
・笑顔で接する（マスクを着用していると相手に感情が伝わりにくいのでなるべく外す）
・医療のことやこれから行うこと（処置など）をていねいに説明する
・ゆっくり、やさしい声など、本人に伝わるような話し方

表3　家族にとっても頼れる存在になるための対応例

・離れて暮らす家族に対しても定期的に本人の状態を伝える
・時間の経過とともに家族の生活も変化するので、家族へのサービス体制や内容は同じままにしない
　　例：「子どもの面倒をみなければならないので、母の介護の時間が取れなくなった」など
・家族のいままでの介護の歴史、現在の悩み、今後の不安を聴く。ただし、聴くときの環境も考える
　　→認知症の人本人を目の前にして話がしにくい家族の気持ちも考慮する
・過度なサービスや提案などを押しつけない。ただし、緊急時や変化時に備えての保証は継続する
　　例：訪問介護の導入の提案など、本当に家族のためになるのかよく考える
・病気だけでなく、利用者を「人」として扱い、接する姿勢を忘れない
　　例：利用者が言葉で返事はできなくても、挨拶したり声をかけているか
　　　　→家族は看護師の姿勢を見ている

10.　家族にとっても頼れる存在となる

　家族支援は、認知症の人が在宅生活を継続するために大切です。本人と離れて暮らす家族には連絡をとっていますか？　もし、家族等が何も知らないままだと、「いつからこんな状態だったのか」「短時間で医療の選択を決めろと言われてもわからない」など、家族も混乱してしまいます。そのような事態を避けるためにも、家族に対しても認知症や主疾患について定期的に報告しましょう。また、長期にわたって家族にかかわる場合、利用者本人だけでなく家族もまた変化する存在であることを忘れずに、家族へのケアも柔軟に変えていくことが大切です（**表3**）。

引用文献

1. e-Stat 統計でみる日本．平成28年介護サービス・施設事業所調査「訪問看護ステーションの利用者」表3．
https://www.e-stat.go.jp/stat-search/files?page=1
&layout=datalist&toukei=00450042&tstat=000001029805&cycle=7&tclass1=000001106635&tclass2=000001106640&tclass3=000001106644&tclass4=000001106675（2020/2/20アクセス）
2. 厚生労働省：第142回社会保障審議会介護給付費分科会資料 参考資料2訪問看護．
https://www.mhlw.go.jp/file/05-Shingikai-12601000-Seisakutoukatsukan-Sanjikanshitsu_Shakaihoshoutantou/0000170290.pdf（2020/2/20アクセス）

参考文献

1. 平原佐斗司：認知症の緩和ケア．チャレンジ！非がん疾患の緩和ケア．平原佐斗司 編著，南山堂，東京，2011：60．
2. Lunney JR, Lynn J, Foley DJ, et al：Patterns of functional decline at the end of life. JAMA 2003；289（19）：2387-2392.
3. 日本訪問看護財団 監修：訪問看護基本テキスト 各論編．日本看護協会出版会，東京，2018．
4. 松下由美子：サービス開始時における一人暮らし認知症高齢者への訪問の継続を図る看護師の働きかけ．日本在宅看護学会誌 2016；5（1）：124-133．
5. 野原幹司 編著：5章 食事支援．認知症患者の摂食・嚥下リハビリテーション．南山堂，東京，2012：59-68．

ケアマネジャーに必要な
認知症アセスメントとケア、連携

佐藤文美

認知症の人が住み慣れた自宅や地域で暮らしていくためには、介護保険サービスなどのフォーマルサービスやご近所などのインフォーマルサービスを利用していくことが鍵となります。

そこで、サービスをつなぐケアマネジャーの役割は非常に重要となります。ケアマネジャーは、少しずつ変化する認知症の人の症状や、日常の暮らしで起こる困りごと、家族の介護負担を長期的な視点でアセスメントします。そして、適切なサービスやケアの提案を行い、本人や家族に選択してもらうよう働きかける役割があります。

介護保険認定調査における認知症の評価

介護保険の認定を受けるためには、調査員の訪問による訪問調査を経る必要があります。訪問調査以外にも主治医意見書が必要で、コンピュータによる一次判定、主治医意見書と訪問調査の特記事項をもとに介護認定審査会（二次判定）が行われ、認定結果が出ます。

訪問調査では、**表1**に示した内容についての質問が行われます。認知症の評価に関する項目は、「認知機能」、「精神・行動障害」、「社会生活への適応」の項目があてはまります。コンピュータでの一次判定では「ない・ときどきある・ある」などを選択しますが、二次判定では、調査員が記載する詳細な特記事項と主治医意見書をもとに判定されます。毎日の暮らしのなかで起こる認知症の症状やその頻度、見守りや介助の必要性がどの程度あるかが判定のポイントになります。

認知症の人の生活課題の明確化（本人のニーズの表現、言語化）

認知症の人に直接「どんなことに困っていますか？」「どのように生活していきたいですか？」などと質問をしても、はっきりとした答えは返ってきません。本人も、どうしたらよいのかがわからないからです。しかし、「何か変だ」「うまくいかない」などの漠然とした不安を抱えています。ケアマネジャーは、認知症の人と会話を重ねることで端々に出てくる困りごとや気になる人、思い出の場所、嫌だと思うことなどを拾い、生活歴や家族構成、既往歴なども含めてアセスメントします。そうすることで、「便が出にくくて気分が悪い」「家族と自宅に住み、自分の役割を果たしたい」など本人のニーズがみえてきます。

ケアマネジャーは、家族やかかわる人たちへ本人のニーズを代弁し伝える、本人が困っていることをみつけて解決策や対処方法を皆で検討する、という大切な役割を担っています（**図1**）。

認知症の人に応じたサービス資源の導入と組み合わせ

認知症の人にとって、環境の変化は身体的にも精神的にも大きな影響を与えます。「環境」のなかには、通うデイサービスなどの「場所」のほか、職員やケアマネジャー等といった「人」も環境と考えます。ケアマネジャーとして認知症の人へサービスを導入する際は、可能な限り環境の変化を緩やかにすることがポイントとなります（**表2**）。

表1　訪問調査項目

1　身体機能・起居動作に関する項目	2　生活機能に関する項目	3　認知機能に関連する項目
1-1　麻痺などの有無	2-1　移乗	3-1　意思の伝達
1-2　拘縮の有無	2-2　移動	3-2　毎日の日課を理解
1-3　寝返り	2-3　嚥下	3-3　生年月日を言う
1-4　起き上がり	2-4　食事摂取	3-4　短期記憶
1-5　座位保持	2-5　排尿	3-5　自分の名前を言う
1-6　両足での立位	2-6　排便	3-6　今の季節を理解
1-7　歩行	2-7　口腔清潔	3-7　場所の理解
1-8　立ち上がり	2-8　洗顔	3-8　徘徊
1-9　片足での立位	2-9　洗髪	3-9　外出して戻れない
1-10　洗身	2-10　上衣の着脱	
1-11　爪切り	2-11　ズボンなどの着脱	
1-12　視力	2-12　外出頻度	
1-13　聴力		
4　精神・行動障害に関する項目	**5　社会生活への適応に関連する項目**	**6　過去14日間に受けた医療**
4-1　被害的	5-1　薬の内服	
4-2　作話	5-2　金銭の管理	
4-3　感情が不安定	5-3　日常の意思決定	
4-4　昼夜逆転	5-4　集団への不適応	
4-5　同じ話をする	5-5　買い物	
4-6　大声を出す	5-6　簡単な調理	
4-7　介護に抵抗		
4-8　落ち着きなし		
4-9　一人で出たがる		
4-10　収集癖		
4-11　物や衣類を壊す		
4-12　ひどいもの忘れ		
4-13　独り言・独り笑い		
4-14　自分勝手に行動する		
4-15　話がまとまらない		

厚生労働省：要介護認定 認定調査員テキスト2009（改訂版），13-14を参考に作成
https://www.mhlw.go.jp/file/06-Seisakujouhou-12300000-Roukenkyoku/0000077237.pdf

図1　認知症の人の困りごと、ニーズの言語化

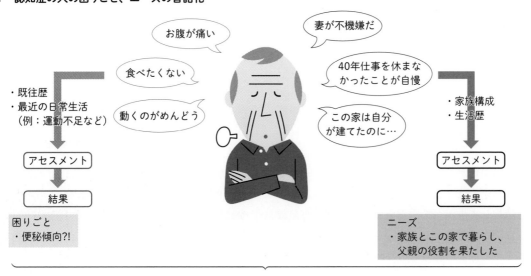

また、サービスは介護保険サービスだけではありません。個別に対応してもらえる民間サービスを利用して外出をすることもできます。例えば、近所の床屋まで民間の介護タクシーを利用して散髪に向かうなどです。

介護保険の枠だけではニーズの実現や困りごとを解決できないこともあり、地域の資源（市区町村独自の事業やボランティア団体など）を発見して活用することも必要です。

モニタリングと評価

ケアマネジャーは月1回の定期訪問により、利用者や家族から現状の様子を聞き、モニタリングとプランの評価を行います。認知症の人の場合は、前述したとおりニーズや困りごとを明確に伝えることが難しいので、細心の注意を払ってモニタリングすることが必要です（**表3**）。

モニタリングをもとに、現状のサービス内容でよいのか、先々の変化を考えてサービス変更をし

たほうがよいか、常に検討を繰り返します。

他職種との連携

ケアマネジャーは、利用者を中心とした生活支援の黒子役とよくいわれます。利用者や家族のニーズや困りごとをアセスメントし、それをサービス提供側へわかりやすく伝え、支援をしてもらうことが役割となります。

認知症の人がさまざまなサービスを利用することになった場合、その場所ごとで認知症の人の様子が異なることがあります。例えば、デイサービスでは穏やかで笑顔なのに、ショートステイでは表情が冴えないなどの状況が起こることがあります。サービス提供側には、できる限り統一したかかわり方で対応してもらえるように調整する、本人や家族の心配ごとや不安を、かかわる職種全体で共有し、力を合わせていくよう各事業所へ働きかけることが重要です。

ケアマネジャーは利用者のアセスメントを行う

表2　サービス導入のポイント

- ◉介護保険を初めて使う場合は最小限のサービスから
- ・新規であれもこれもとサービスを導入すると、認知症の人は大きく混乱する
- ・困りごと、ニーズのなかで優先順位の高いものにかかわるサービスの導入から行う
- ・他者とのかかわりが慣れてきたら、ほかのサービスの導入も検討する
- ◉認知症は少しずつ進行することをあらかじめ考慮しておく
- ・長期的な視点でかかわれるサービスを把握しておく
- ・次に現れる困りごとを予測しながら、対応できるサービスを把握しておく
- ◉サービスを変更するときは、一部分から
- ・総取り換えではなく、なじみのサービスを残し、少しずつ変更していく
- ・サービス変更後は認知症の人の混乱が起こることを家族等とも共有し、あわてないようにする

表3　モニタリングのポイント

- ◉本人の会話や心身の状態に変化がないか
- ・会話の登場人物や、会話に出てくるキーワードの頻度など
- ◉自宅の様子に変化はないか
- ・今まであったもの（例：新聞紙など）がなく、読んでいる様子がない
- ・いままでなかったもの（例：預金通帳など）がテーブルに置かれている
- ・台所や寝室などの整頓具合など
- ◉介護者の様子に変化はないか
- ・声のトーンや表情、体調の変化など
- ◉サービスに満足しているか
- ◉1年前の同じ時期との比較

図2　意思決定支援の例

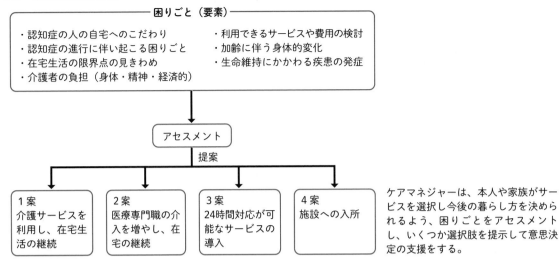

```
┌──────────── 困りごと（要素）────────────┐
│ ・認知症の人の自宅へのこだわり    ・利用できるサービスや費用の検討 │
│ ・認知症の進行に伴い起こる困りごと  ・加齢に伴う身体的変化      │
│ ・在宅生活の限界点の見きわめ     ・生命維持にかかわる疾患の発症  │
│ ・介護者の負担（身体・精神・経済的）               │
└──────────────────────────────────────┘
                    │
                    ▼
              ┌──────────┐
              │ アセスメント │
              └──────────┘
                  提案
      ┌─────────┼─────────┬─────────┐
      ▼         ▼         ▼         ▼
┌──────────┐┌──────────┐┌──────────┐┌──────────┐
│1案     ││2案     ││3案     ││4案     │
│介護サービスを││医療専門職の介││24時間対応が可││施設への入所 │
│利用し、在宅生││入を増やし、在││能なサービスの│└──────────┘
│活の継続   ││宅の継続   ││導入     │
└──────────┘└──────────┘└──────────┘
```

ケアマネジャーは、本人や家族がサービスを選択し今後の暮らし方を決められるよう、困りごとをアセスメントし、いくつか選択肢を提示して意思決定の支援をする。

ことが役割ですが、認知症が重度で多くの疾患をもつ人のアセスメントは難しくなります。そのようなときは、認知症専門医や訪問看護師、地域包括支援センターや認知症疾患医療センターの職員、認知症看護認定看護師や老人看護専門看護師、家族会等へ相談する方法もあります。

日ごろから、事例検討会や交流会などに参加し、他職種としてどんな資源があるのか情報を集めながら、連携できる仲間を増やしていくことは非常に有効です。

［認知症の人と家族に対するケアマネジャーとしての意思決定支援］

介護保険のいちばんの目的は「自立（自律）支援」です。これは助けを必要としないということではなく、支援を受けながらも、自分（主体）で行う・決めるという意味が込められていると考えます。したがって、ケアマネジャーは認知症の人やその家族自身がサービスを選択する、これから先の暮らし方を決めることを支援することが役割となります。ケアマネジャーは、選択肢を提示し意思決定を補助するのです（**図2**）。

ケアマネジャーは認知症の人や家族の想いを、経時的な変化を含めて代弁している立場にあります。認知症の人や家族の意思を尊重し、暮らしが続けられるよう、さまざまな資源を有効活用し、支援することが求められます。

訪問介護に必要な認知症アセスメントとケア、連携

内田陽子

生活の第一線を支える訪問介護

　認知症は、その人の日常生活に支障をきたします。高齢者夫婦による「老々介護」や、認知症高齢者が認知症高齢者を介護する「認認介護」、認知症独居高齢者などの世帯には、まずは生活の第一線を支える訪問介護が必要となります。

　認知機能が低下すると、生活機能はIADL（手段的日常生活動作）からADL（日常生活動作）の順にできなくなります。毎日の生活動作は、行わないとどんどんできなくなるため、訪問介護ではすべてを行うのではなく、その人のできることを見つけて少しでもできるよう支援（声かけや見守り）し、ほどよい介助をすることが重要です。また、会話の中などで本人の長年の知恵に遭遇したときなどは、尊敬の念を込めて教えていただいたことへ感謝の意を伝えます。

　この微妙な調整が、ヘルパーの手腕といってもよいでしょう。

認知症をもつ高齢者の暮らし

　高齢者は、加齢とともに膝痛や関節痛、白内障、難聴など、さまざまな症状を抱えながら生活をしています。そこに認知症が加わると、さらに生活は困難になります。

　本人の居場所（コタツや腰掛け椅子など）を確保しながら、危険回避の工夫、整理整頓を行います（**図1**）。整理整頓に関しては、例えばこちら
らは不要な物だと思っても、本人にとっては大切な思い出の品である場合がありますので、確認しながら一緒に行います。

　ゴミ捨てには日時の理解や分別が求められます。認知機能が低下するとそれが難しくなるため、家の中に不要物が増えてしまいます。

　また、目の前にある物しか認識できなくなるため、探し物をみつけることが困難になります。タンスや冷蔵庫の中などを整理する際は、開けたらすぐ本人の目につくように配置します。

　調理の際に鍋を焦がしたりする失敗体験もあります。火を使わない調理方法や、すでに下ごしらえされている食材を用意するなど工夫します。

訪問介護で行う生活援助

　訪問介護が行う生活援助は、掃除、買い物、ゴミ捨てなど、IADLに関する事項が中心となります（**表1**）。訪問日をカレンダーに記入して、本人が確認できるようにしておきます。

　訪問したら、まず声をかけて、返事のしかたや周囲の状況を観察して、認知機能や体調を確認します。一緒に掃除や洗濯を行い、メモされた物を買い、本人のわかる場所に置きます。

　なお、訪問介護では、契約した内容を規定の時間内で終了させなければならないため手際も求められます。すべての業務をヘルパーが行えば短時間で終わらせることができますが、できることは本人に行ってもらいます。例えば、かぼちゃの煮物を調理する際、電子レンジで事前に加熱をすれ

図1　認知症をもつ独居高齢者の暮らしの工夫

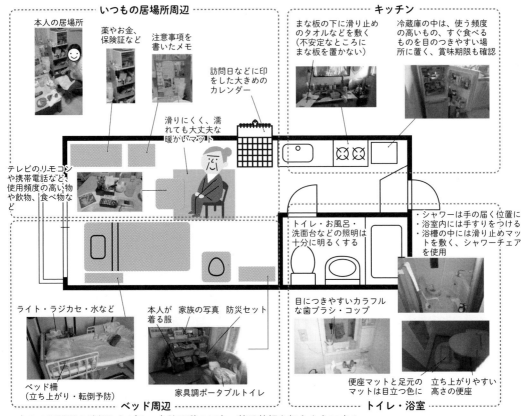

本人の居場所を確保しながら、危険回避の工夫、整理整頓を行うようにする。

表1　生活援助の際のアセスメントの要点

	援助の内容	アセスメントの視点
掃除	居間の掃除、ゴミ捨てなど	・整理整頓できているか ・ゴミ出しの日や分別が理解できているか ・ゴミを持ち運べるか、ヘルパーが持ち帰るか
洗濯	衣類を洗う、干す、たたむ、しまう	・洗濯機や洗濯バサミが使えるか ・たたむ順序、しまう場所がわかるか
食事準備	食材の買い物代行、調理、配膳の後片づけ	・献立を考え、必要な食材をメモできるか ・調理（食材を切る、味つけする、煮る時間など）、食器洗いなどはできるか
移動介助	「起き上がる」「座る」「歩く」といった移動の際の介助	・麻痺や振戦はないか、転倒してないか ・椅子やベッドが認知できるか
受診の手続き	病院への付き添い、薬の受け取り代行など	・症状を適切に訴えられるか ・病院の手続きができるか、待っていられるか ・服薬の理解、管理ができるか ・扱える薬剤の量や種類はどの程度か

ば力が無くても切りやすくなります。冷蔵庫を開けて、味噌汁の具材を相談し、食材がむだにならないよう調理してもらいます。しかし、本人が嫌がることは無理にさせないようにします。

訪問介護で行う生活介護サービス

認知症の進行とともに清拭や食事、排泄などの生活動作への介護が必要となります（**表2**）。しかし、いきなり服を脱がせて入浴させようとすると拒否されることがあります。明るい笑顔で「お風呂に入ってさっぱりしましょう。あったかいお湯で気持ちいいですよ」など、ポジティブな声かけを行うなどの導入が大切です。排泄物も、さりげなく素早く片づけて、本人に恥をかかせたり、不快感を与えないようにしましょう。

食事は、原則として本人の好む物を好きな時間に食べてもらえばよいでしょう。食べられないときは、見た目が鮮やかな甘いゼリーやアイス、ケーキなどを検討します。ごはんは、おにぎりや握り寿司などにして、口に運びやすくするのも工夫の一つです。匂いや食器、盛り付けも工夫します。なお、夏季は脱水や熱中症予防のための準備（甘酒、乳酸飲料、塩あめ、麦茶、栄養ドリンクなど）も目につく場所に準備しておくとよいでしょう。食中毒への注意も重要です。

訪問介護でできないこと、訪問看護との連携

訪問介護でできないことを**表3**にまとめます。できない内容についてはケアマネジャーとも相談し、家族やご近所、ボランティア団体や各市町村

表2　生活介護サービスの具体例と注意点

	サービスの内容	注意点
食事介助	食事の際の支援	・食事の認識、咀嚼、嚥下はできるか ・自分で食べられるか ・ペース、一口量は適切か
入浴介助	全身または部分浴の介助	・拒否はないか ・洗面や洗体、洗髪ができるか ・体調が悪くならないか
清拭	入浴ができない場合など、体を拭いて清潔にする	・拒否はないか ・皮膚に発赤、湿疹、傷などはないか ・かゆみや痛みはないか
排泄介助	トイレ介助、おむつ交換など	・拒否はないか ・失禁や便秘はないか ・失禁の後始末はできるか ・おむつによる不快感や皮膚の損傷はないか
歩行介助	自分の足で歩く際の介助	・転倒しないか ・バランスのとれた歩行か ・自助具（杖やシルバーカーなど）は使えるか
更衣介助	衣類の着脱など更衣の介助	・着脱する順番、ボタンやスナップがはめられるか ・衣類の前と後を間違えずに着られるか、裏がえしになっていないか
体位変換	床ずれ（褥瘡）予防のための姿勢交換	・一つ一つ、どのように行うか声かけしながら体位変換
移乗介助	ベッドから車椅子に移乗する際の介助など	・どこを持てばよいか、本人の体に触れながら移動 ・車椅子のブレーキを忘れていないか

表3 訪問介護サービス（ヘルパー）でできないこと

ヘルパーが行わなくても生活に差し支えがないもの	家具の移動、電気器具や家具などの修理、床のワックスがけ、窓のガラス拭きなど大掃除に該当する行為、庭の草むしり、草木の水やり、ペットの散歩など
医療行為にあたるもの	インスリン注射、点滴の交換、痰の吸引*、経管栄養の交換*、摘便や床ずれ（褥瘡）の処置など
本人以外（家族等）に対する行為	家族の食事を作る、家族の部屋の掃除や洗濯、家族の子どもの世話、来客の応対など

＊介護福祉士および一定の研修を受けた介護職員等においては認められている。

事業に協力を求めます。

認知症高齢者は、認知症だけでなくほかの疾患をもつことが多く、体調不良を起こしやすいです。そのため、訪問介護が真っ先にそれに気づき、医療機関との連携を求められることがあります。

訪問看護が導入されていない場合は、家族に連絡して受診や往診が必要となりますが、訪問看護が利用されている場合は、なじみのある看護師に連絡して対応してもらうほうがスムーズに運ぶ場合があります。訪問介護と訪問看護が協力し、ケアマネジャーも調整することで、認知症高齢者が入院せずに自宅療養が継続できるのです。

[訪問介護計画書]

訪問介護がどのような支援をするのか言語化しておくことは、自分で状況を説明できない認知症高齢者にとって特に重要となります。本人の暮らしをアセスメントし（表4）、認知機能に配慮した計画書の記載が求められます。表5に記載例を示します。この内容は、本人の要望を反映し、真意をくみながら言語化しなければなりません。家族にはもちろんのこと、他職種にも理解してもらえるように記載します。

認知症の人の生活を応援するための Q&A

Q 母は現在実家で一人暮らしをしています。先日帰省したところ、家の中の物が散乱しており、同じ話を繰り返します。認知症でしょうか？

A 高齢になるほど、病気や認知症になる確率は高くなります。アルツハイマー型認知症の初期は取りつくろうような言動も多く、離れて生活をしていると、電話の会話だけでは気づきにくいのも特徴です。かかりつけの医療機関があれば一緒に受診して、生活の様子やもの忘れの症状について相談してみましょう。認知症以外の病気もあるかもしれません。

また、加齢とともに生活にも大変な面が出てきますが、認知症であればなおさらです。あわせて、在宅生活の継続のために、地域包括支援センターへ介護サービスについても相談してみましょう。

いちばんは、お母様にやさしく接し、お話をじっくり聞いてあげることが大切です。

（宮澤真優美）

表4　本人の暮らしをアセスメントする（例）

アセスメントの視点	本人が長年なじんだ習慣や好み	本人の現在の状態・状況
毎日の習慣となっていること	朝と夕方に散歩へ出かける	自宅で過ごす
食事の習慣	朝食に果物を摂る	1日3食（食欲がないといいながら完食する）
排泄の習慣	便秘がち	3日に1回あり、緩下剤1錠睡眠前服用
入浴・身だしなみ	風呂は好きだが一人だと怖がる	見守りのもとで入浴できる
おしゃれ・色の好み・履物	好みのものしか着ない	柄物と柄物を合わせるなど、コーディネートが悪いときがときどきある
好きな音楽・テレビ番組	テレビが好き、ラジオは使えない	朝から22時ごろまでつけっぱなし
家事（洗濯、掃除、買い物、料理など）	いままでは自分で行ってきた。食べることが好きで料理が得意	お弁当や缶詰などを食べており、自分で調理することが少なくなった
興味・関心・遊びなど	買い物	混乱するため買い物（外出）ができず、楽しみはテレビのみ

表5　訪問介護計画書の記載例

計画作成者氏名				作成年月日	

| 利用者氏名 | Aさん | 男・⦅女⦆ | 生年月日 | ○年○月○日 | 住所 | （連絡先） |
| | | | 要介護度 | 要介護3 | | |

【援助目標】

自分でできるところを活かし、住み慣れたアパートで安全に、安楽に、できるだけ生活できるように援助いたします

【本人および家族の希望】

本人：古いアパートでも自分の居場所があって安心して過ごしたい
　　　頭や体が悪くても、病院や施設には入りたくない
家族：本人の意見を尊重したい

派遣曜日　　月・木・土

サービス内容		派遣時間	具体的な援助
サービス準備	手洗い、会話や観察から健康チェック	3分	・何を食べたいか、Aさんに希望を尋ねるようにする
買い物代行	食品など買い物代行	20分	・本人のメモと要望を確認して、買い物
調理・配下膳	昼食の調理・配膳・後片づけ	20分	・硬いものはレンジで下準備、できる物は切ってもらい一緒に調理
掃除	居室・トイレの掃除	15分	・テーブル拭きはしていただき、掃除機はこちらで行い、一緒に楽しく掃除
記録	記録表記入	2分	・服薬カレンダーに残薬が残っていないか確認 ・水分補給できるように水を入れた水筒の設置

リハビリ職員に必要な
認知症アセスメントとケア、連携

山上徹也

「リハビリテーション（rehabilitation、以下リハビリ）」の語源は、ラテン語の「re（再び）」・「habilis（適する）」だといわれています。「リハビリテーション」とは、「障害があってもその人らしく暮らせる権利を回復させる」という意味をもっています（生活の再適応、再構築）。

2019年6月に示された『認知症施策推進大綱』（以下、大綱）において、基本的な考え方として「認知症の人ができる限り地域のよい環境で自分らしく暮らし続けることができる社会の実現を目指す」ことが示されました。つまり、認知症支援の方向性とリハビリの視点はほぼ同義であり、認知症をもつ人にかかわるすべての人がリハビリの視点（リハビリマインド）をもつ必要があります。

［ 生活機能に対するアセスメント ］

1．基本的な考え方

上記大綱のなかで、認知症の人に対するリハビリは、「実際に生活する場面を念頭に置きつつ、各人が有する認知機能等の能力を見きわめ、最大限に活かしながら日常の生活を継続できることが重要である」とされています。つまり、残存機能を把握したうえで、生活機能（生活障害）に対するアセスメントとケアを行います。対象者の生活機能の整理に有用なのが、国際生活機能分類（International Classification of Functioning, Disability and Health : ICF）です。

ICFで認知症の人の生活機能を整理した例を**図1**に示します。ICFに合わせて、生活機能を心身

機能・構造、活動、参加に分けてアセスメントします。特に、認知症の人で問題となる生活障害は、①BPSD、②ADL/IADL障害、③関係性（周囲の人とのコミュニケーション、社会参加）障害で、この3点を中心に原因を分析する視点でアセスメントしますが、その際に以下の2点に注意します。

2．「できること」と「できないこと」の双方をアセスメント

1つは、マイナス面（できないこと）とプラス面（できること）双方をアセスメントすることです。本人・支援者ともにできないことに目がいきがちですが、認知症は進行性の疾患のため、生活障害を支援する際、できないこと自体の改善をめざすよりも、残存能力で代償したり、できることを維持し、総合的に生活機能やQOLの維持・改善をめざす必要があります。ケアチームのなかで、プラス面をアセスメントできるのがリハビリ職の強みといえます。

3．「目に見える障害」と「本人が感じる障害」の双方をアセスメント

2つ目は、客観的（目に見える）障害と、主観的（本人が感じる）障害の双方をアセスメントすることです。認知機能障害のない患者であれば病識が保持されているため、目に見える生活障害（例えば片麻痺で手が動かないため、食事動作が不自由〈ニーズ〉）と、本人の主観的な障害〈デマンド〉は一致します。

一方、認知症の人では、家族や介護者は排泄の失敗や徘徊など客観的な障害を問題ととらえてい

図1 国際生活機能分類（ICF）で認知症者の生活機能を整理した例

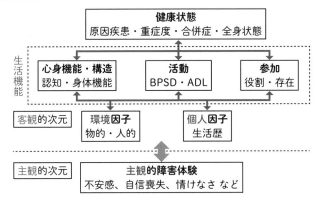

客観的障害と主観的障害、マイナス面とプラス面両方を評価する。

図2 認知症の人における客観的障害と主観的障害の乖離

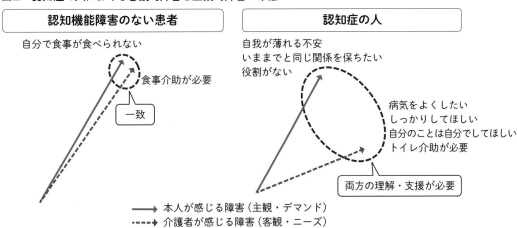

るのに対して、本人は、できないことが増えることによる漠然とした不安、周囲の人との関係性の変化、役割の喪失などに困惑していることも少なくありません。つまり、認知症の人では、客観的な生活障害と本人が望んでいる支援が異なる場合が多いのです（**図2**）。

そこで、リハビリ職が本人の望んでいる支援を無視して客観的な障害ばかりへアプローチしようとすれば、対象者との信頼関係を築くことができず、リハビリ拒否（ひいてはBPSDを誘発）につながることもあります。特に訪問リハでは、対象者の自宅に伺ってサービスを提供するため、信頼関係がなければ自宅に上げてもらうことも難しくなります。

認知症の人のデマンドの把握は、本人が適切に意思表示できない場合も多いので、こちらが本人の想いを察し選択肢を示すなど、意思表示を支援することが求められます。詳細は、『認知症の人の日常生活・社会生活における意思決定支援ガイドライン』に書かれています（参考文献1）。

4．アセスメントの詳細
1）過去（生活歴）のアセスメント

認知症の人の残存能力として、遠隔記憶や手続き記憶などがあり（**表1**）、昔から行っている家事や手仕事、趣味などの慣れ親しんだ活動ほど保たれやすく、生活の再構築に有用である場合が多いです。また、BPSDの要因として、それまでの生活歴が影響している場合もあるので、過去の生活歴のアセスメントは欠かせません（例えば、若

表1　認知症の人の残存能力

遠隔記憶	海馬が障害を受ける前の記憶は残っている
手続き記憶	動作の記憶で、小脳が担っており、小脳は認知症で障害されにくい
感情	認知症が進行しても、怒ったり、微笑むことは可能
身体機能	認知症の原因疾患によって差があるが中等度以降に障害される
社会性	他者からどのようにみられているか、相手が自分の味方か敵かは敏感に感じている

山上徹也：認知症. 牧田光代, 金谷さとみ 編, 地域理学療法学 第4版. 医学書院, 東京, 2017：186より引用

表2　認知症の人の現在の生活障害に影響する3要因

合併疾患	訪問リハの対象者では、複数の慢性疾患（心疾患、整形外科疾患、神経疾患、内科的疾患など）を併存している場合も多く、ADL/IADL障害に身体障害と認知機能障害の双方が影響している場合がある。また、疾患による痛みや違和感がBPSDの原因の場合もある
廃用症候群	認知症を発症すると、初期から役割を取り上げられたり、うつやアパシーの合併などにより廃用症候群をきたしやすいため、筋力や関節可動域の制限がADL/IADL障害に影響している場合がある。またBPSDの陰性症状（無為・無気力など）は廃用症候群の影響も考えられる
加齢	認知症は高齢者で多いため、加齢の影響を考慮する必要がある。フレイル、サルコペニア、ロコモティブシンドロームなどが、易疲労性や転倒、転倒恐怖心などの原因となり、活動性低下や生活範囲の狭小化をまねいている場合がある。フレイルを合併することで認知症の発症や進行（ADL障害）が加速する可能性が示されている

いころは物がない時代を過ごしたので何でも取っておく習慣があり、それがいまの収集に関連している、など）。

訪問リハでは、病院や施設と比較して、自宅の飾りや写真、表彰状などから、対象者の生活歴を把握しやすいというメリットがあります。

2）現在の生活機能のアセスメント

現在の生活機能を評価する際、リハビリ職は、特に機能面の詳細かつ客観的なアセスメントが可能です。また、活動・参加と心身機能の関係性を考察し、生活障害の原因を分析します。実際に生活障害が改善しなくとも、その理由がわかるだけで介護者の負担が多少軽減できる場合もあります。その際、認知症と、①合併疾患、②廃用症候群、③加齢の3つの要因に分けてアセスメントします（表2）。

3）将来についてのアセスメント

対象者の過去と現在を把握したうえで、将来大切にしたい活動などを考えます（図3）。リハビリ職のアセスメントの強みとして、予後予測があ

ります。認知症は緩徐進行性の疾患であり、対象者の数か月〜数年後の生活障害を予測し、先回りした対応を行います（アルツハイマー型認知症であればFAST〈Functional Assessment Staging〉なども予後予測に有用）。例えばボタンのかけ外しが難しくなってきているようであれば、かぶりの洋服の着用を勧めるなど、認知症による生活障害や失敗体験を減らす対応がBPSDの予防につながります。また、合併疾患、廃用症候群、加齢による影響はリハビリでの改善が期待できる部分もあり、どのくらいの期間で、「○○ができるようになる」「○○の介助量が減る」などを提案します。

［ リハビリ職員が行う認知症へのケア ］

1．できる活動や日課を維持し、生活リズムを整える

認知症の人は、認知機能低下による失敗体験の繰り返しやうつ、アパシーなどにより、活動量が低下し、さらなる認知症の進行やBPSDの出現、廃用症候群やフレイルなどによる転倒やADL低

図3　認知症をもつ「人」として理解する

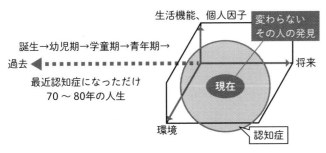

認知症によりその人らしさが隠れているが、対象者の過去の生活歴を知ることで、変わらない（残された）その人らしさ（価値観や大切にしていること）に気づく。それを将来につなぐ（長く維持する）ことを考える。

金谷さとみ：よりよい生活を支援するために 生活期の立場から. 理学療法学 2011；38（8）：580-581を参考に作成

図4　認知症による悪循環

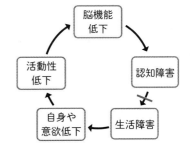

認知症による脳の機能低下や認知障害は止められないが、生活障害を軽減し、悪循環を断ち切る。

松田修：認知症当事者の日常生活支援ツール. モダンフィジシャン 2010；30（9）：1183-1188を参考に作成

表3　脳活性化リハビリテーションの5原則

原則1 快刺激	・病識低下でリハビリの必要性が理解できない、失敗体験の積み重ねにより自信や意欲を失っているため、好きなこと、得意なこと、楽しいこと、できることを治療プログラムとすると協力が得られやすい ・好きなこと、楽しいことを行うと脳内にドパミンが放出され、意欲を高め、学習能力が高まる
原則2 褒め合い、 感謝し合う	・褒め合い、感謝し合うことは自尊心を高め、意欲を高める ・リハビリ中、なるべくすぐに、少しオーバーに褒めると対象者は安心して取り組める ・リハビリ後は「協力してくれてありがとうございました」と感謝を伝える
原則3 双方向コミュニ ケーション	・相手の理解のペースに合わせて声をかけ、相手のペースで発言を待つ双方向のコミュニケーションが共感と安心感を生み、信頼関係の構築に役立つ（なじみの関係） ・認知症をもつ人どうしのコミュニケーションも重要（認知症カフェなどを活用）
原則4 役割	・役割や日課が生き甲斐を生み、自分が周囲の役に立っていると感じることで自尊心が高まる ・リハビリ中は「リハビリを行いましょう」ではなく「手伝ってもらえませんか」、「教えてもらえませんか」と声をかける
原則5 失敗を防ぐ支援 （誤りなし学習）	・記憶障害のため失敗体験を次に活かせないだけでなく、「失敗した」という嫌な感情は残り、意欲低下や拒否につながる ・できる課題を実施する、工程を分けて実施する、失敗しそうな場合はさりげなく手伝うなどして、成功体験を積み重ねる

山口晴保 編著：脳活性化リハビリテーション. 認知症の正しい理解と包括的医療・ケアのポイント 第3版. 協同医書出版, 東京, 2016：175-195を参考に作成

下など、悪循環につながりやすいです（**図4**）。そのため、リハビリを通じてできることを明らかにし（生活障害を軽減）、日課とし、活動的な生活を送り、ひいては認知症の進行、廃用症候群やフレイル予防など、良循環になるよう支援します。

2. 病識低下があっても協力が得られるプログラムの工夫

認知症の人は、認知機能の低下や病識低下のために、リハビリに対する理解や必要性を感じてい

ない場合も多いです。

認知症に対しては、現実見当識練習、回想法、音楽療法、作業療法、運動療法など、種々の非薬物療法が提唱されていますが、どの療法を行うかが重要ではなく、いかに本人がやりたいと思うかが大切です。筆者らは、認知症の人に効果的なリハビリを提供するため、①快刺激、②褒め合う、③双方向コミュニケーション、④役割、⑤失敗を防ぐ支援、の5つを脳活性化リハビリテーションの5原則として提唱しています（**表3**）。この原

第**3**章

訪問看護師、在宅ケア職員に求められる認知症ケア

則に基づいて、残存能力（**表1**）を活用し、リハビリを行うことで、拒否なくスムーズに行える場合が多いです。

3．非薬物療法から残存能力を引き出し、生活につなげる（作業回想法）

作業回想法は、思い出を語り合う「回想法」に古い生活道具などを使う「作業」を組み合わせたものです。作業回想法では、対象者が体験してきた家事、手仕事、遊びなどをテーマに、なじみのある道具を用いて、スタッフに対して作業の仕方を指導してもらうよう進めます（**図5**、**表4**）。残存機能である遠隔記憶や手続き記憶を用いるため、認知症があっても行いやすいです。

また、作業回想法では、認知症の人が先生となり、若いスタッフへ教えるように進めることで、高齢者本来の「人に教え、伝える」という役割を取り戻し、自信や意欲の回復につながります。そして、作業回想法場面で発揮された対象者の残存能力（例えば、洗濯、アイロンかけ、料理）などを日常生活の日課にすることで、役割が生まれ、活動的な生活が送れるのです。

自験例では、中等度の認知症の人が、ぬか漬けづくりが上手であることがわかりました。そこで、ぬか床の管理を日課としたところ、できたぬか漬けを周囲の人に振る舞うことで喜ばれ、本人も自信を取り戻したケースがあります。

作業回想法で、昔やっていたが最近はやっていないこともテーマにしてみると、思わぬ能力が発揮されたり、意外な思い出や感想が聞け、スタッフも楽しく実施できます。

4．失敗を減らす環境調整

認知症では記憶障害や学習障害を伴うため、対象者本人の改善を期待するより、環境調整が有効であることが少なくありません。一方で、大幅な環境調整はかえって混乱を強める（リロケーションダメージ）場合もあるため、慎重な検討が必要となります。**表5**に示すように、認知機能を補い、能力発揮を補助する環境調整と、安心・安全のための環境調整を症状や進行に合わせて行います。

［ 他職種や地域との情報共有・連携 ］

訪問リハによるかかわりは週に数回と限られます。そのため、訪問リハだけで日課や生活リズムの構築は難しいため、他職種や他サービス（フォーマルな通所サービスやインフォーマルな通いの場、買い物などであれば民間のスーパーなど）との情報共有（できることや残存能力発揮のためのかかわりを伝える）や、連携が欠かせません。

特に、リハビリによって活動性が増えることが介護者の見守りの負担を増やしたり、事故の危険性を高める可能性があります。そのため、ケアマネジャーと相談し、ケアプランの目標に沿ったかたちで介入する必要があります。

参考文献
1. 厚生労働省：認知症の人の日常生活・社会生活における意思決定支援ガイドライン. https://www.mhlw.go.jp/file/06-Seisakujouhou-12300000-Roukenkyoku/0000212396.pdf（2020/2/20アクセス）

図5　作業回想法の流れ

（原則1：快刺激） ①

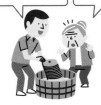

> どうやって使うんですか？
> なつかしいわぁ～

〈視覚・触覚刺激〉

- あいさつ、会の趣旨を伝える
- 用意しておいた古い道具や材料の名前、使い方を尋ねる
- 利用者に道具を渡し、見たり、触ったりしてもらう

（原則5：失敗を防ぐ支援） ②

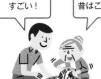
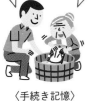

> すごい！
> 昔はこうやってねぇ～

〈手続き記憶〉

- 今日のテーマを伝え、「やり方を教えてください」と一人一人に実演（お手本）を促す

（原則4：役割） ③

> はいっ！
> もっと力を入れて！

〈自発性・意欲・満足・自尊心〉

- 介護者もしくはケアスタッフ自らもやってみせ、アドバイスを受ける
- 作業や道具にまつわる個人の回想を促す

（原則3：双方向コミュニケーション、原則2：褒める） ④

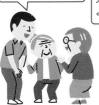

> 教えていただきありがとうございました！
> 大変だったけど、よくやってたね～

〈共感・感謝〉

- 利用者一人一人に感想を尋ね、介護者もしくはケアスタッフも感想と感謝の気持ちを伝える
- 次回の確認を行い終了する

認知症の人の残存機能である遠隔記憶や手続き記憶を用いることで、認知症があっても実施しやすく、脳活性化リハの5原則に沿っていることがわかる。

山口晴保 編著：認知症の正しい理解と包括的医療・ケアのポイント 第3版. 協同医書出版，東京，2016：208より引用

表4　作業回想法のテーマと使用道具の例

テーマ	使用道具
米を研ぐ・炊く	釜、升、米、薪
昔の遊び	お手玉・けん玉・竹とんぼ
ぬか漬け	米糠、瓶、野菜、塩、水
洗濯	たらい、洗濯板、洗濯石鹸
雑巾縫い	布、針、糸、針坊主、針めど通し
餅つき	臼、杵、蒸し器、手ぬぐい、もち米
すり鉢でする	すり鉢、すりこ木、とろろ芋
手作りおやつ	麦こうせん、茶碗、スプーン、砂糖
機織（はたおり）	蚕、糸巻き機、杼（ひ）
小学校の思い出	昔の教科書、教育勅語
うどん打ち	こね鉢、麺棒、板

表の通り行う必要はない。訪問リハでは自宅に対象者の生活道具があるため、それを使って実際に作業を行ってみるとよい。

Yamagami T, Takayama Y, Maki Y, et al：A randomized controlled trial of brain-activating rehabilitation for elderly participants with dementia in residential care homes. Dement Geriatr Cogn Dis Extra 2012；2（1）：372-380. より引用

表5　能力発揮を補助し、安心・安全に生活できる環境調整

記憶を補う	・メモの使用（メモ帳、ICレコーダー、タイマー） ・物の置き場所を決める ・ICタグ（発見器）
見当識を補う	・大きな時計やカレンダーの設置（服薬カレンダー） ・部屋やトイレ、タンスや棚の表示 ・適切な照明
注意力を補う	・静かな環境 ・適切な照明 ・マークや目印をつける
理解・判断を補う	・手順を表示する ・マークや目印をつける
安全・安心	・電磁調理器・温水洗浄便座、センサー、GPS、自動ブレーキ車椅子 ・生活範囲・自宅内の動線の整理、段差解消、手すりの設置 ・危険物を片づける（誤嚥、異食、転倒予防） ・慣れ親しんだ家具や物・写真、適度な刺激があり、快適な部屋

ICレコーダー、電磁調理器など新しい機器はMCIから軽度認知症者であれば、手続き記憶に働きかけることで使用方法を覚えることが可能。

24時間在宅での生活・地域で支えるケア

福田未来

　認知症をもつ人とその家族はサービス機関に24時間連絡ができ、何かのときには訪問してくれる体制をつくると安心されます。

看護・小規模多機能型居宅介護における24時間体制について

　筆者の所属する看護・小規模多機能型居宅介護（以下、看多機）における24時間体制について紹介します。

　このサービスは、通所を中心に宿泊・訪問介護・訪問看護を組み合わせることができ、利用者と家族の状況に合わせた柔軟な対応が特徴です。看多機利用者と訪問看護利用者に対して、24時間365日対応しています。

1．看護・小規模多機能型居宅介護における24時間体制

　日中は看護師と介護職員が協働しケアにあたっています。利用者と家族が安心・安全に生活を継続できるように、些細なことでも両職種が情報交換し、どのようにケアを行っていくのか方針を共有しています。看護師は通所・訪問を通して利用者の体調を把握し、必要時にはかかりつけ医へ相談するなど医療との橋渡しを行います（**図1A**）。

　夜間は、介護職員が一人体制で宿泊者のケアと在宅者の電話対応をしています。宿泊者・在宅者の体調不良時の対応方法や服薬に関する相談など、気がかりなことがあればオンコール対応看護師に電話連絡します。連絡を受けた看護師は状況を聞き、電話で対応か、様子を見に行ったほうが

よいかを判断します。

　なお、自宅で夜間に排便がありおむつ交換が必要など、介護面でのニーズにはオンコールの介護職員が対応します（**図1B①**）。

2．訪問看護における24時間体制

　訪問看護サービスを単独で利用される人の場合、利用者からの夜間の電話は、同一敷地内にある看多機を介してオンコール看護師に取り次ぎます。連絡を受けた看護師は、利用者やその家族と直接話し、助言または訪問をします（**図1B②**）。

24時間対応のニーズ

　24時間対応のニーズとして、健康相談・服薬管理・認知症ケア・排泄ケア・在宅での看取りなどがあります（**表1**）[1,2]。その対応について以下に示します。

1．健康相談

　在宅で生活する認知症高齢者は慢性疾患をもつ人が多く、急な発熱や嘔吐、持病の腰痛などの増大、転倒によるケガなど急な体調変化が生じることがしばしばあり、さまざまな相談がよせられます。

　看護師は、本人や周囲の人の「いつもと違う、何かおかしい」という気づきを手がかりとし、バイタルサインやフィジカルアセスメント、現病歴、既往歴、内服薬といった客観的情報を統合したうえで緊急性を判断します。意識消失や窒息な

図1　看護・小規模多機能型居宅介護（看多機）における24時間体制のしくみ

A 日中は看護師と介護職員が協働しケアにあたる

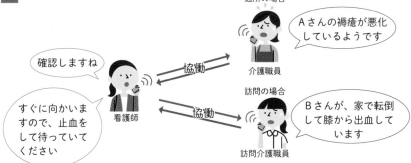

B 夜間は介護職員が一人体制で宿泊者のケアと在宅者の電話対応を行う

・気がかりなことがあれば、介護職員がオンコール看護師に電話連絡をする
・看護師のオンコールは3人の常勤看護師が日替わりで担当する
・体調は看護師が、介護は介護職員が対応する

①看多機利用者への対応

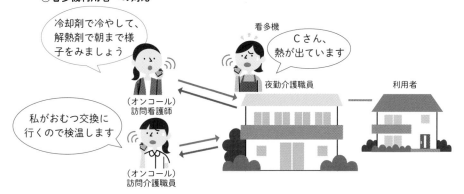

②訪問看護利用者への対応

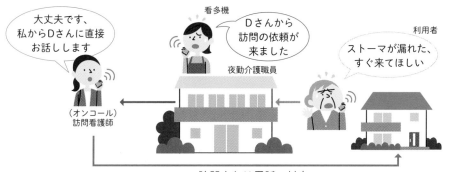

表1　24時間対応のニーズ

● 健康相談（発熱、下痢、嘔吐、転倒、痛み、傷など）
● 服薬管理（決められた種類・量の投薬、服薬支援など）
● 認知症ケア［認知症状（中核症状）］、BPSD（行動・心理症状）への対応
● 排泄ケア（おむつ交換、摘便、下痢の対応、尿閉、頻尿など）
● 在宅での看取りなど

ど、緊急性が高いと判断した場合には救急搬送を行います。緊急性は低いが医師の診察・治療が必要と判断した場合には、医師に報告し指示を受けます。経過観察と判断した場合には、対処方法を家族に助言し、継続して観察してほしい点をわかりやすく具体的に伝えます。

2．服薬管理、インスリン管理

独居で認知症がある、高齢者の2人暮らしであるなどの理由で薬の管理が難しい人も多いです。その場合、本人のできることとできないことや生活環境をアセスメントし、もてる力に合わせた支援を行います。

服薬管理の手順（表2）と、自立をめざした服薬管理の具体例（図2）を示します。なお、抗生物質や鎮痛薬、感冒薬などのような臨時に処方さ

れる薬は特に飲み間違えを起こしやすいです。そのため、正しく内服できているかを繰り返し確認し、管理方法を工夫します。

看護師は、本人やケアにかかわる人から、「血圧が低いが降圧薬を飲んでよいか」「血糖値が低いがインスリンは実施してよいか」「薬を間違えて飲んでしまった」などの相談を受けます。その際には、バイタルサイン、普段と異なる体調の変化（顔色、歩行、意識、嘔気、嘔吐、動悸など）、医師からの事前指示の有無を確認し対応します。誤薬や過剰摂取の場合は、薬の内容と時間・量についても詳しく聞き取り、ショック症状があれば、直ちに医療機関への受診を手配します。

なお、インスリン注射は早朝に行うことも多く、血糖値に合わせたインスリンの増量・減量の指示を事前に医師からもらいます。

認知症の人の生活を応援するための Q&A

Q 認知症の母親を在宅介護している看護師です。不規則勤務のため、家を不在にする時間が定まりません。先日、夜勤から帰ってきたところ、母親が脱衣所で服を着られずに座り込んでいました。いつから裸でいたのかわかりませんが、真冬のことを考えると心配です。どんなサービスが利用できますか？

A 看護師であっても、一人で自宅介護をするには限界があります。また、病院で働いていると、地域にあるサービスまでは把握していないこともあります。まずは介護保険の申請を行い、介護のプロに力を借りましょう。ご家族が直接、市役所の担当窓口で申請することもできますし、地域包括支援センターへ代行申請を依頼することもできます。

訪問介護（ヘルパー）や通所介護（デイサービス）など、介護保険のサービスの多くは曜日や時間を決めて利用をします。しかし、ご家族が不規則勤務の場合は、臨機応変な対応が求められます。本人や家族の状態に応じてサービスを組み合わせることができるのが「小規模多機能型居宅介護」です。「通い」を中心に「訪問」や「泊まり」のサービスを柔軟に利用できます。医療的なケアが必要であれば、看護師による訪問も受けられる「看護・小規模多機能型居宅介護」もあります。健康管理の必要性に応じて、直接事業所へ相談してみましょう。

（宮澤真優美）

表2 服薬管理の手順

1．本人の「できること」と「できないこと」の心身機能、生活環境をアセスメントする
・心身機能：手指の巧緻性など身体機能、視覚・聴覚機能、認知機能、嚥下機能
・生活環境：住環境、家族の心身状態・就労状況や介護負担感など
2．服薬管理方法を検討する
・配薬方法：1回ごと・1日ごと・1週間ごと（声かけのみ、手のひらにのせて飲んだところまで確認）
・管理方法：服薬カレンダー、服薬ボックス、一包化
3．本人・ケアにかかわる人（家族・友人・多職種など）と服薬管理方法や、副作用などを共有する
・血圧や血糖値、排便など、体調に合わせて薬剤の調整が必要な場合は、事前に医師に確認しておく
4．服薬管理開始
5．評価を行い、服薬状況と課題を把握する
・高齢者は心身機能が変化しやすいため、変化に合わせた管理方法を検討する

図2 自立をめざした服薬管理の例

例1）お薬カレンダーを用いて1週間分を配薬、朝・昼は職員、夜・寝る前は家族が介助する場合

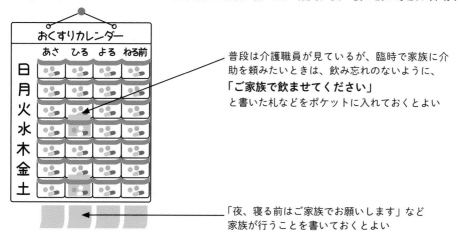

普段は介護職員が見ているが、臨時で家族に介助を頼みたいときは、飲み忘れのないように、
「ご家族で飲ませてください」
と書いた札などをポケットに入れておくとよい

「夜、寝る前はご家族でお願いします」など
家族が行うことを書いておくとよい

例2）朝1日分を職員が配薬、朝の分は見守り、昼・夜分は本人が内服する場合
看護・介護職員だけでなく、家族や友人等にも内服できているか協力してもらう

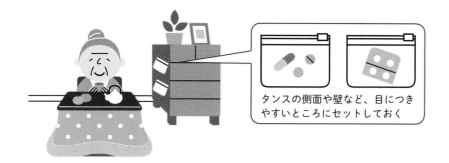

タンスの側面や壁など、目につきやすいところにセットしておく

第3章 訪問看護師、在宅ケア職員に求められる認知症ケア

3．認知症ケア［認知症状（中核症状）、BPSDへの対応］（表3、図3）

認知機能の低下に伴い記憶障害や見当識障害が顕著になると、不安や孤独感も増強します。夜中に外へ出て迷う、お金を盗られたと思い込むといったBPSDは、本人の安全を脅かし、家族の負担感も増すことになります。

また、昼夜を問わず、困ったときに顔なじみの職員が訪問し、やさしい笑顔で対応することは、本人や家族の安心につながります。

看護師は、本人の言動やケアにかかわる人からの気づきを集約し、体調面・生活面など多角的にアセスメントし、ケアの助言をします。適切なケアを行っても状況が改善しない場合や、緊急性があると判断した場合は主治医に相談し、薬物投与を検討します。高齢者は薬の副作用が出現しやすいため、開始後は体調や行動の変化に注意します。

4．排泄ケア

排泄ケアは、夜間・早朝・休日の訪問ニーズが高く[3]、排泄と移動介助は在宅介護が困難となる最も多い理由になっています[4]。したがって、本人の在宅生活の継続には排泄上の問題を改善することが求められます。

排泄は昼夜問わず行われ、移動介助・排泄物の

表3　認知症ケアの手順

- ●認知症の種類・病期にもとづき、認知症状（中核症状）を理解する
- ●認知症状（中核症状）に配慮した声かけやケアを行い、ケアにかかわる人へ助言する
- ●BPSDが生じている場合、その理由と対応を考える
- ・体調の変化はないか（脱水・発熱・便秘・頻尿・不眠など）
- ・生活環境は適切か（暑い・寒い・騒がしいなど）
- ・ケアにかかわる人の対応は適切か（プライドを傷つけたり、がまんさせるような言葉かけや対応をしていないか）
- ・環境の変化はないか（家族の入院・同居家族が増えた・サービス提供者の交代など）
- ・内服薬の影響はないか（例：ドネペジル・アマンタジンなどは幻覚・妄想・易怒性を高める）
- ・フォーマル・インフォーマルサービスが状況に合うものであるか（安否確認の時間や回数、緊急通報システムやGPSの使用状況、行きつけの場所や散歩コースなどを把握しているか）

図3　もしものときに、暮らしを見守る機器の活用（群馬県T市の例）

＊緊急通報装置やGPS機器を自治体が無料で貸出を行っている地域もある

●緊急通報システム

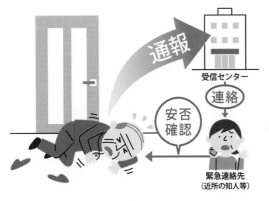

転倒して体動が難しいときは、付属のペンダント型装置を押すことでも通報が可能。

●はいかい高齢者救援システム（GPS）

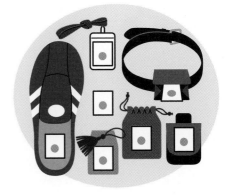

GPS機器が小型なので、靴底やベルト、お守り袋などに取りつけることができる。

表4　排泄ケアの具体的な方法

●排尿・排便状況、本人・家族の困りごとを把握する
・本人・介護者への聞き取り、排泄日誌の活用
●排泄自立をめざした支援を考える
・誘導のタイミングを助言、トイレ環境と排泄姿勢・動作の見直し、排泄用具の見直し（ポータブルトイレ・尿器・おむつの種類）
●生活指導を行う
・日課に散歩や体操を取り入れる、排便を促す食事の工夫（例：野菜ジュース、オリーブオイル、ヨーグルトを取り入れるなど、毎日負担なくできる方法を助言）
●内服薬の調整（緩下剤・大腸刺激性下剤・座薬など）
●介護負担軽減のためのサービス調整

処理も加わるため、介護者の負担が大きいです。そのことを理解し、本人の残存機能を活かした支援と家族の介護負担の軽減の両方の視点をもつことが重要です。具体的な方法を表4に示します。

排泄のタイミングや尿量、便や尿の性状と量、尿・便失禁の有無などを把握するために、聞き取りや排泄日誌を活用して排泄パターンを把握します。そして、それに合わせたトイレ誘導を行えるようにします。さらに、食事や運動も含めた生活指導・内服薬の見直しも行います。

認知症があると、尿意の自覚と伝達、排泄動作の遂行が困難な場合が多いです。看護師は、ケアにかかわる人への聞き取りや観察を通して、認知機能障害に配慮したかかわりを助言します。介護力が不足している場合は、職員が訪問した時間に排便できるように薬を調整する、おむつ交換は職員が交替で担うようにサービスを調整するなど、できるだけ家族の負担を減らします。

5．在宅での看取り

看取りの時期は、痛みや呼吸困難、倦怠感などといった苦痛が増大します。家族は本人の意識レベルの低下や食事・飲水量の低下、気道分泌物の増加、尿量減少など身体の変化に直面し、どのように対応すればよいか不安が募ります。また、病状進行に伴い、これからどのようになっていくのかといったさまざまな不安を抱きます。

看護師は、今後予測されることやそのときの対応について、時間をかけて家族へ説明します。加えて、本人・家族が病状や予後についてどのように理解しているのかを確認し、医療者の見立てとずれがある場合には、医師の説明を受けられるように調整します。病状や時間の経過とともに、治療やケア、療養場所について、これまでの意思決定の内容（例：食べられなくなったときに点滴をする、急変時には病院へ搬送する）が変化することもあります。

衰弱が進むと、本人の言葉による意思表示が難しい場合が多くなりますが、その場合は家族が意思決定の代理人となります。看護師は、家族としての思いをくみとりながらも、本人の望む治療・ケアが提供されるように、家族や他職種と話し合います。

心地よさそうな表情や穏やかな呼吸など本人の安楽な様子は、家族が在宅で看取ることへの自信にもつながります。苦痛を緩和し安楽を促すための清潔ケアや排泄ケア、マッサージなどは家族とともに取り組みます。「とてもよいお顔をされていますね」など、表情などからくみとった本人の気持ちを代弁することは家族の精神的な支えとなります。看取りが近い時期は介護職員やケアマネジャー等も不安が強くなります。他職種の気持ちに寄り添い、「○○のような症状があれば連絡をください」など看護師へ連絡するタイミングと、「こうすると気持ちがよさそうですよ」などの具体的なケアの助言をします。

［ 24時間対応を成功させるコツ ］

1．本人やケアにかかわる人が、気がねせずに連絡できるよう配慮する

本人・家族・介護職員には、「いつもと違うと感じたときや対応に困ったときには、遠慮なく連絡してくださいね」「○○のような症状が出たときには連絡をくださいね」など、いつでも連絡してよいことや、連絡のタイミングを具体的に伝えます。また、説明は、わかりやすい言葉で繰り返し伝えることを心がけます。

連絡が来た際には、「私も気になっていたので、

図4　緊急時の連絡チャート（例）

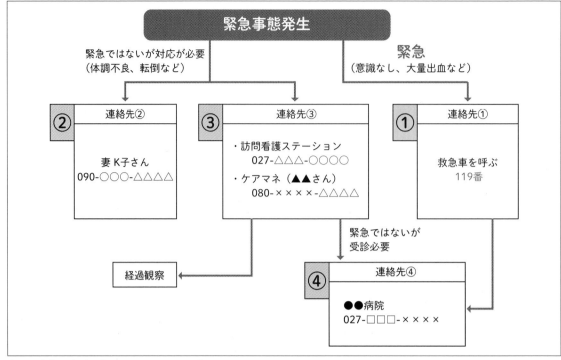

本人や家族、多職種等の目につくところに提示しておく。

連絡をもらって助かりました。また連絡くださいね」と感謝の気持ちを示し、夜間でも気軽に連絡してもらえるよう配慮します。

2．緊急時の連絡体制を共有する

　突然の意識レベルの低下や強い呼吸苦など、急を要するときはあわててしまい、事前に想定していた対応ができないことも多いです。重症度に合わせた対応（かかりつけ医への連絡・救急車の要請・経過観察など）を皆ができるように、対応方法を図4のようなチャートで示しておき、あらかじめ、本人・家族・他職種と共有し、目につく場所に掲示しておきます。

3．オンコールを受ける看護師の不安に寄り添う

　オンコールを受ける看護師は、いつ呼ばれるかわからない緊張感や、一人で訪問し対応すること

への負担感を感じています。オンコールにかかわる看護師が皆同じように安心して対応できるように、通常の訪問を通じて得た情報を日中に共有し、緊急訪問が必要となる可能性を予測します。そして主治医に事前に相談し指示を受け、緊急の対応方法を口頭と看護記録で共有しておきます。

引用文献
1. 村嶋幸代，田口敦子，永田智子，他：訪問看護ステーションにおける夜間・早朝サービス提供体制の変化─2003年と2009年の全国調査から─．厚生の指標 2013；60（2）：1-9．
2. 森田祐代：訪問看護サービスにおける24時間の電話対応と緊急時対応の実態．日本看護研究学会雑誌 2013；36（2）：105-117．
3. 藤谷久美子，島内節，佐藤美穂子：全国の訪問看護ステーションにおける24時間ケア必要者のニーズの種類と構造．日本在宅ケア学会誌 1998；1（1）：36-45．
4. 松島則子，美谷滋子，七尾美樹，他：在宅介護の継続阻害因子に関する研究．日本看護学会論文集 地域看護 1999；30：32-34．

事例で解説

在宅で発生しやすい問題と
ニーズの対応方法・連携

在宅での生活問題とニーズの対応方法・連携

小山晶子

服薬管理は、高次の日常生活動作を指す手段的日常生活動作（Instrumental Activities of Daily Living：IADL）の一つです。服薬管理は大きく、①定期的に受診し、②用法・用量を守り服薬し、③長期間薬剤を保管するための能力が求められます。そのため、認知症の前駆段階とされる軽度認知障害のころから、1人で服薬管理をすることが困難になります。

服薬について尋ねると、多くの高齢者は「きちんと飲んでいます」と答えます。しかし、世界保健機関（WHO）の報告では、高齢者の約半数は薬を正しく飲めていないといわれています[1]。その要因には、認知機能の低下以外に、抑うつ、多剤服用、服薬管理の複雑さ、副作用の出現、介護者の不在などさまざまなものがあります。対象者宅を訪問した際には、対象者の「飲めている」という言葉を鵜呑みにせず、可能ならば服薬管理の実際を確かめましょう。薬を飲めていない理由がわかります。

事例 1

服薬管理支援

Aさん、80歳代、男性。初期のアルツハイマー型認知症。高血圧、脂質異常症あり

一人暮らしのAさんは、初期のアルツハイマー型認知症と診断、要介護1の認定を受け、週3回の訪問介護と週1回の訪問看護を利用しています。また、県外に姪が住んでいて、1か月に1度、Aさんの様子を見に来ます。

ある日、Aさんが「通帳を紛失した」と大騒ぎし、ヘルパーが一緒に自宅内を探していた際に、居間の押し入れから約3か月分の残薬がみつかりました（**表1**）。

1）薬の見直しをする

Aさんは、食卓に置いたケースに、さまざまなPTP（包装）シートの薬を入れていました。しかし、ケース内の薬がバラバラになり、薬の種類、服薬中の薬と中止薬の区別ができていないことがわかりました。さらに押し入れから3か月分の残

薬が出てきたことから、薬をしばしば飲み忘れること、しまった場所を忘れてしまうことが考えられました。

そこで、Aさんの受診に同行し、実際の残薬を提示しながら普段の様子を主治医に報告し、薬の見直しを依頼しました。主治医には、自宅での服薬管理の様子を具体的に伝えることが大切です。そのためには、実際の残薬を持参したり、写真を見せるなど、主治医に状況が伝わるように工夫します（**図1**）。服薬管理が困難であることが主治医に伝われば、薬の見直しに応じてもらえます。

Aさんは薬の見直しによって、服薬回数が1日2回（朝・夕）から1日1回（朝）となりました。服薬回数が多いことは、正しい服薬を阻む一因です。認知症の人の場合、可能であれば服薬は1日1回にしてもらうことが望ましいです。

表1　Aさん、80歳代、男性の背景

家族構成	・一人暮らし ・県外に姪がおり、1か月に1回様子を見に来る
疾患	・アルツハイマー型認知症（初期） ・高血圧、脂質異常症
介護度	・要介護1
利用 サービス	・訪問介護（週3回）、訪問看護（週1回）
服薬・ 受診状況	・降圧薬（2種類）、高脂血症治療薬（1種類）、認知症治療薬（1種類）の合計4種類、1日6錠を朝・夕服薬 ・PTPシートで処方され、食卓に置いたケース内で薬を管理し、服薬する
きっかけ	・通帳を紛失したと大騒ぎし、ヘルパーが本人と一緒に自宅内を探した際、居間の押し入れより約3か月分の残薬がみつかった
問題	・認知機能の低下により、正しく服薬できない
本人のニーズ	・正しく服薬し、健康を保ちたい

図1　受診に同行し薬を見直してもらう

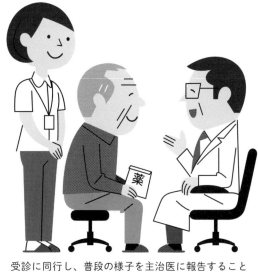

受診に同行し、普段の様子を主治医に報告することで薬の見直しを依頼する。実際の残薬を持参したり、写真に撮って見せるとよい。

図2　服薬管理の簡潔化

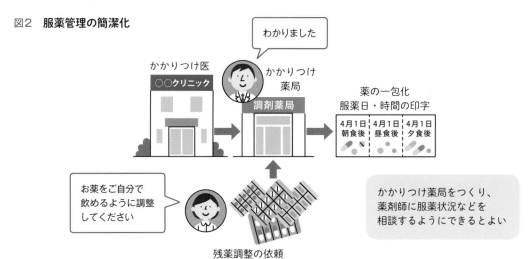

2）服薬の簡潔化を図る（図2）

　薬をPTPシートで処方された場合、認知症高齢者はどの薬を、いつ、何錠飲むのかわからなくなってしまいます。そこで、薬を一包化してもらい、服薬日や時間を包装に記載してもらうと飲めるようになる場合もあります。また、残薬への対応として、残薬分を差し引いて調剤する「残薬調整」があります。自宅に大量にある薬を持参し整理し

てもらうことで、「どの薬が飲まなければならない薬であるのか」が明確になります。

　いずれにしても、服薬管理を簡略化するには、医師だけでなく薬局の協力が不可欠です。かかりつけ薬局を決めて、薬剤師に服薬管理を相談するようにしましょう。薬に関して、主治医には直接言えないことも、薬剤師から主治医に問い合わせをしてくれます。

3）服薬管理を日常生活へ取り込む

前述のとおり、服薬管理はIADLの一つです。「薬を飲む」ことを生活のなかに取り込んでいる高齢者は多いです。まずは、本人がどのように薬を飲んでいるのかを把握して、その人に応じた服薬や環境調整を考えます（**図3**）。

Aさんは、「食事をしたら薬を飲む」ことを習慣化しています。この場合、薬の置き場は食卓のままがよいでしょう。服薬ボックスは、服薬日・時間の理解を高める効果が期待されます。本人の受け入れがよければ、試してみる価値があります。

新しい道具の利用開始後1〜2週間は、うまく利用できているかその様子を細やかに把握するようにしましょう。

4）服薬支援体制の構築

認知症が進行すれば、対象者一人での服薬管理は事実上困難です。独居の認知症の人が服薬している場合、介護保険サービスによる服薬支援体制の構築が必要です。日々、何らかのサービスが介入し、服薬管理もしくは服薬を促すような声かけができる体制を構築しましょう（**図4**）。

Aさんの服薬支援体制としては、①週に1回、訪問看護が服薬ボックスへ配薬をし、残薬確認とその日の服薬を促す声かけをする、②週に3回、訪問介護が残薬確認とその日の服薬を促す声かけをする、③サービス利用がない日は姪が午前中に薬を飲むよう電話で促す、という体制を構築しました（**図5**）。

図3　日常生活への服薬管理の取り込み

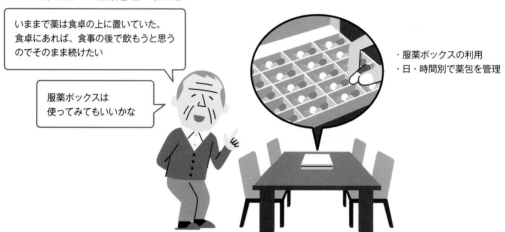

本人の意向を大切に、本人の生活に服薬管理を取り込みやすいよう支援する。

図4　服薬できる体制構築に向けたフロー

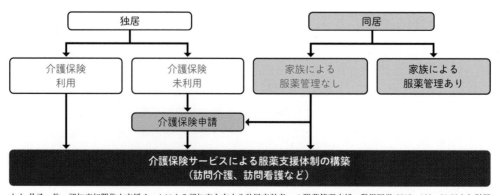

小山 晶子，他：認知症初期集中支援チームによる認知症を有する独居高齢者への服薬管理支援．群馬医学 2018；108：51-53より引用

金銭的な問題などで毎日介護サービスが利用できない対象者の場合、Aさんのように家族や親戚、近所の人等の力を借りて薬を飲むよう声をかけてもらうことも一案です。

　このような体制で正しく服薬できない場合は、より細やかな訪問が可能なサービスを検討することも大切です。

図5　Aさんの服薬支援体制

①訪問看護（週1回）：服薬ボックスへの配薬、残薬確認、服薬の声かけ
②訪問介護（週3回）：残薬確認、服薬の声かけ
③姪：サービスのない日の午前中に電話連絡し、服薬を促す

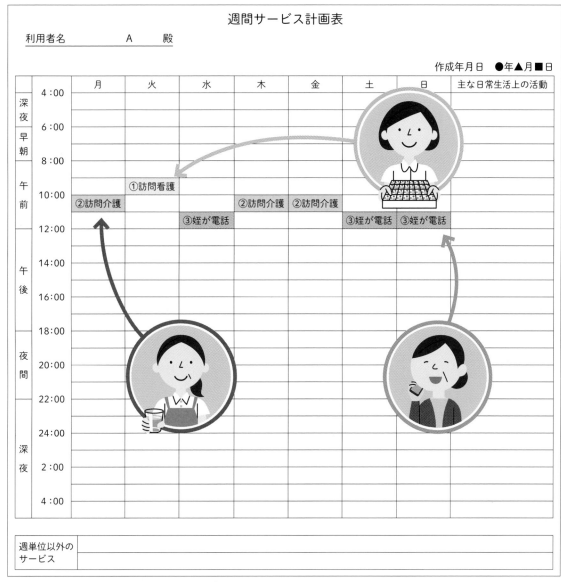

このような服薬支援体制の構築を図っても服薬困難な場合は、定期巡回・随時対応型訪問介護・看護など、服薬のタイミングで訪問してもらえるサービスを検討する。

食事にはIADLとBADLが関連する

食事を食べるまでには、①買い物をして必要な食材を購入する、②買ってきた食材で料理をする、③食事を摂る、という日常生活が含まれます。

①と②は高次の日常生活動作を指す手段的日常生活動作（IADL）で、認知症の進行に伴い困難が生じる能力です。③は基本的な日常生活動作（Basic Activities of Daily Living：BADL）で、認知症があっても比較的保たれる能力です。また、食事をおいしく食べるには口腔内を衛生に保つ必要がありますが、口腔衛生はBADLに含まれ、動作自体は認知症があっても比較的保たれます。

事例 2　食事に対する支援

Bさん、70歳代、女性。初期のアルツハイマー型認知症。腰椎圧迫骨折と高血圧あり

Bさんは一人暮らしですが、隣の家に住む夫婦（60歳代）が世話をしてくれています。買い物は週に1度、隣家の夫婦が車に乗せて連れて行ってくれます。Bさんは、炊飯、茹でる、電子レンジを使うことは可能ですが、自作の料理メニューはパターン化していました。隣家よりおすそ分けされることもあり、それを食べることもありました。

また、Bさんは身長144cmでもともと細身でしたが、半年で体重が2kg減り、現在は38kg（BMI 18.3）です。最近、「味がおかしい、ご飯がおいしくない」と訴えがありました。デイサービスでの食事もいままではすべてたいらげていたのに、最近では7割程度しか食べなくなりました。口腔ケアは「歯がないから」といって習慣化がなかったようです（表2）。

1）食事支援に関する基礎知識
①味覚の変化

高齢者の味覚が変化したり、味が感じにくくなる要因は多数あります。味が感じにくくなると、高齢者は「食事がおいしくない」と感じ、摂食量が減少します。これを避けるために、味覚を変化させる要因をできる限り排除する必要があります。

Bさんの場合、①加齢、薬の副作用、②口腔ケアに消極的なことによる口腔乾燥と舌苔（舌に付着した白い苔のようなもの）の付着、③パターン化した食事内容による亜鉛欠乏、などが挙げられ、これらの点に介入することが必要と考えました（図6）。

表2　Bさん、70歳代、女性の背景

家族構成	・一人暮らし ・隣家の夫婦（60歳代）が世話をしてくれている
疾患	・アルツハイマー型認知症（初期） ・腰椎圧迫骨折（2年前）、高血圧
服薬	・鎮痛薬、降圧薬
介護度	・要介護1
利用サービス	・デイサービス（週1回）、訪問看護（週1回）
食事・買い物	・隣家の夫婦の車に乗せてもらい、週に1回買い物に行く ・炊飯、茹でる、電子レンジを使うことは可能 ・自作の料理メニューはパターン化 ・隣家よりおすそ分けをもらい食べる
きっかけ	・身長144cm、もともと細身だが半年で体重が2kg減り、現在38kg（BMI 18.3） ・最近、「味がおかしい、ご飯がおいしくない」と言う ・デイサービスの食事摂取量も全量から7割程度に減少 ・口腔ケアは「歯がないから」とあまりしない
問題	・味覚の変化より十分な食事量が摂取できない
本人のニーズ	・食事をおいしく食べ、これ以上体重を低下させたくない

図6　Bさんの味覚の変化に関連する状況

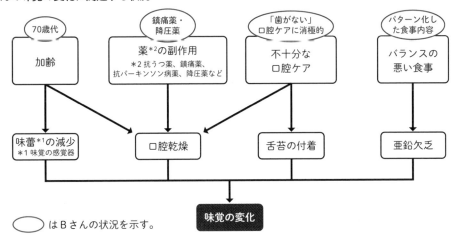

⬭　はBさんの状況を示す。

図7　定期的な歯科検診・受診は重要

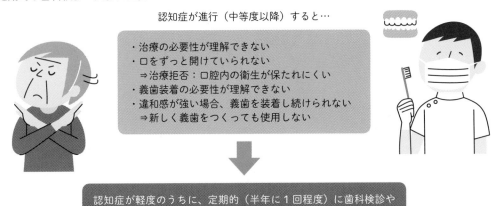

②定期的な歯科検診・受診の重要性

　口腔内はとても敏感であり、違和感を感じやすい部位です。そのため、認知症が進行した高齢者の場合、治療の必要性を理解できず歯科治療の拒否が生じたり、義歯装着の必要性を理解できず新しくつくった義歯の使用を拒否することがしばしば認められます。歯の欠損や義歯の不使用は、咀嚼困難や摂取できる食品数の減少をまねき、栄養状態不良へとつながります。そのため、認知症の早期のうちに、定期的に歯科検診や歯科受診をし、口腔内の問題を解決することや、使い慣れた義歯を調整し、使用し続けるようにすることが重要です（**図7**）。

　認知症が進行した人でも、使い慣れた義歯の場合、使用継続が可能であることが多いです。対象者から口腔内の問題を訴えることがなくても、歯科受診を推奨します。

2）口腔ケアを習慣化させる

　認知症が軽度の時期は、口腔ケアの動作はすんなりできる人が多いです。しかし、手技が問題ないからといって、家でも必ず口腔ケアをしているとは限りません。認知症に伴う意欲の低下によって、歯磨きが面倒になってしまう人がとても多いのです。また、「歯がないから虫歯はできない、歯磨きは必要ない」と考える人も多いです。

　口腔ケアには、虫歯予防以外にも唾液を分泌して口腔内の乾燥を改善することや、舌苔や細菌の

図8　口腔ケアの習慣化の方法

● **デイサービスで昼食後に口腔ケアの手技を確認する**

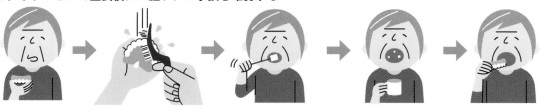

義歯を外す　→　ブラシを用い、流水で義歯を洗う　→　スポンジブラシで口腔内を磨く　→　うがいをする　→　義歯を入れる

● **口腔ケアの手技のほかにも舌苔を確認する**

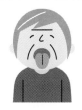

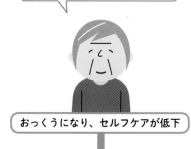

歯磨きはできるけれど面倒。家に居るときは入れ歯を外さないし、歯がないから歯磨きもあまりしなくて大丈夫だよ

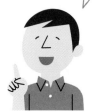

歯磨きの効果は虫歯予防だけではありません。ご飯が美味しくないことも、口の中をきれいにすることで改善するかもしれません。お家でもデイサービスと同様に歯磨きしてくださいね

おっくうになり、セルフケアが低下

介護福祉士

自宅でも継続してもらえるよう、歯磨きができていることをまずは認め、歯磨きをするよう声かけを繰り返す

付着を防ぎ肺炎予防の効果があること、何より、おいしく食べられるようになることを強調して説明しましょう（**図8**）。

3）口腔乾燥予防

唾液分泌を促すには、唾液腺マッサージが有効です。マッサージの方法を簡単に示したパンフレットなどを提示し、実施を促しましょう。その際も、「必ずしてください」というのではなく、「マッサージは気持ちよいと思うので、ご自宅でもやってみてくださいね」など、対象者が「やってみようかな」と思うような声かけが大切です（**図9**）。

また、継続して実施するためには、自宅だけでなくデイサービスでも行える環境が望ましいです。デイサービスで実施する口腔体操メニューの一部に、唾液腺マッサージを加えてもらうように

事業所間で連携してみるのもよいでしょう。

ほかにも、保湿を目的とした口腔ジェルや口腔スプレーがあります。これらは使用に抵抗感を示す人もいるので、まずは試供品などを試してもらい、対象者の反応をみる必要があります。受け入れ可能な場合は導入を試みてください。

4）バランスのよい食事の摂取

バランスのよい食事を摂るために、ヘルパーに調理を依頼し、それを食べてもらうこともできますが、Bさんの強みは買い物のサポートをしてくれる隣人がいること、簡単な調理ができることです。高齢者への支援の基本は、対象者のもてる力を活かすことです。隣人が負担に感じていなければ、買い物に一緒に行くことを継続してもらうことがよいでしょう。

また、よりバランスのよい食事を摂るには、B

図9 唾液の分泌を促す唾液腺マッサージの推奨

● **唾液腺マッサージの方法を載せたパンフレットを、長く過ごす場所である居間に置く**
「マッサージは気持ちよいと思うので、ご自宅でもやってみてくださいね」
→ 週1回の訪問看護で、唾液腺マッサージを一緒に行い、手技を確認する。また、口腔内をチェックする

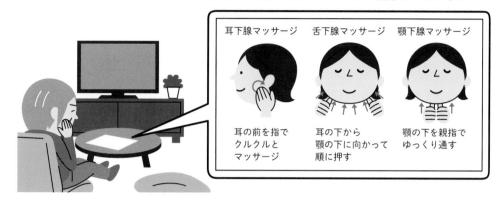

耳下腺マッサージ 　舌下腺マッサージ 　顎下腺マッサージ

耳の前を指で
クルクルと
マッサージ

耳の下から
顎の下に向かって
順に押す

顎の下を親指で
ゆっくり通す

● **デイサービスの昼食前の口腔体操メニューに唾液腺マッサージを導入**
⇒ 自宅でも、デイサービスでもマッサージを実施できる環境をつくる

● **受け入れが可能なら、保湿目的の口腔ジェルやスプレーの使用も勧める**

図10　Bさんの強みを活かしつつバランスのよい食事を摂取する工夫

強みを活かす！

【Bさんの強み】
・隣人が気にかけ、助けてくれる（インフォーマルサポート）
・炊飯、茹でる、電子レンジを使うことができる

Bさんは昔から、私たちが困って
いるときに助けてくれた。
お世話になったから、手伝えると
ころは手伝いたいよ。
いまの状況は負担ではないよ

隣家の夫婦

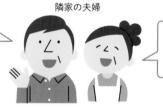

毎日曜日に買い物に行く。
煮物とか、たくさんつくったおかずを
週に2回くらいおすそ分けしている

● **よりバランスのよい食事を摂るための提案**

隣人からの煮物

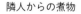

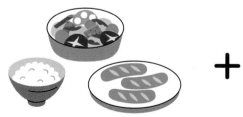

自作の定番メニュー
ご飯・ウインナー

＋

Bさんの調理能力でつくれるメニューを食事に追加
● 亜鉛の摂取を勧めるには…
亜鉛の多い食品（牡蠣、チーズ、卵黄、ゴマなど）
　　　　＋
ビタミンCを多く含む食品（果物、野菜、イモ類など）を同時
に摂取すると吸収がよくなる

【メニューの提案例】
①電子レンジ、缶詰の利用
・電子レンジで調理したブロッコリー、牡蠣の缶詰
②茹でる、そのまま食べる
・ゆで卵、果物

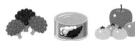

③配食サービスの活用

さんの調理能力でつくれるメニューを追加してもらうことがよいでしょう。亜鉛を摂取するには、亜鉛を多く含む食品（牡蠣、チーズ、卵黄、ゴマなど）とビタミンCを多く含む食品（果物、野菜、イモ類など）を同時に摂取するとよいです。ブロッコリーなど電子レンジで調理すれば食べられる食品、ゆで卵など茹でれば食べられる食品や缶詰、果物などそのまま食べられる食品が提案できます。隣人に、一緒に買い物に行く際に、このような食品を見て勧めてもらうのもよいでしょう。また、配食サービスを週に数回導入し、自作のメニューに加えてさまざまな食品を摂取する機会をもつのも一案です（**図10**）。

引用文献

1. WHO：Adherence to long-term therapies: Evidence for action. https://www.who.int/chp/knowledge/publications/adherence_report/en/（2020/2/20アクセス）

認知症の人の生活を応援するための Q&A

Q 認知症の夫がいますが、自分も高齢で腰や膝が痛く、介護が大変になってきました。子どもたちは遠方に住んでいるので頼れません。介護保険の申請は済んでおり、要介護1の認定を受けています。週に何日かはデイサービス（通所介護）でお風呂に入ってきてくれると助かるのですが、本人が嫌がります。よい誘い方はありませんか？

A デイサービスを嫌がる認知症の人は多いです。新しい環境へ出向くことや自分ができなくなっていることを他人に知られることは、本人にとっては大きな負担を伴います。まして、裸になって入浴の手助けを他人にお願いするには、安心できるなじみの場所や関係性でないとうまくいきません。デイサービスと言っても小規模なところから大規模なところまで多種多様です。急いで強制的に利用を開始するのではなく、本人の気持ちを尊重してお誘いしましょう。入浴のタイミングや好みに合わせた支援が得意なデイサービスを、ケアマネジャーに探してもらいましょう。デイサービスの利用が難しければ、自宅でヘルパー（訪問介護）に入浴を手伝ってもらうこともできます。サービス利用で入浴ができたら、「よかったね。気持ちよくなったね」とねぎらいと温かい言葉をたくさんかけてあげてください。

（宮澤真優美）

在宅での健康問題とニーズの対応方法・連携

小山晶子

変形性膝関節症の基本的知識

平成28年の国民生活基礎調査によると、要支援者（要支援1、2）における介護が必要となった原因として最も多かったのは関節疾患です。特に代表的なものが変形性膝関節症で、認知症の人も膝の痛みに伴い活動が阻まれることが多いです。

1．変形性膝関節症の段階と症状・特徴

変形性膝関節症の主な症状は、膝の痛みと関節水腫（膝に水がたまること）です。病期の段階に応じて、膝の痛みは**図1**のように進行します。膝関節症末期になると、日常生活に大きな支障が生じるようになります。

2．変形性膝関節症の治療

変形性膝関節症の一般的な治療法は保存療法です（**表1**）。膝に負担をかけない生活が大事ですが、認知症をもっている人には周囲のサポートが必要となります。

表1 変形性膝関節症の治療

保存療法	
生活習慣の見直し	体重管理、食事の見直し、住環境の見直し
薬物療法	非ステロイド性抗炎症薬（NSAIDs）の服用、関節腔内への注射（ヒアルロン酸など）
運動療法	大腿四頭筋訓練、股関節外転筋訓練、可動域訓練 日常生活内の活動促進
温熱療法	膝を温める（急性疼痛出現時は冷やす）
装具療法	装具（足底板・サポーター）や杖の利用

（症状が進行した場合）手術療法	
関節鏡視下手術	変性半月板、骨棘などの切除を行う
高位脛骨骨切り術	膝の内反変形を矯正するために骨切り術を行う
人工関節置換術	関節機能の再建を目的に置換術を行う。高齢者の症状が進行した症例に行われることが多い

図1 変形性膝関節症の段階と症状・認知症への影響

初期
・歩きはじめや椅子から立ち上がるなど、動き始めたときに痛みが生じる
・認知症の人は、痛みをうまく訴えられない

中期
・歩行時に常に痛みが生じる（特に階段の昇降が困難になる）→BPSDにつながる
・痛みによって外出がおっくうになり、外出回数が減りがちになる

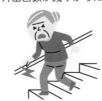

末期
・膝を動かすたびに強い痛みが生じる（膝の曲げ伸ばし、正座が困難）
・自宅内を動くことも大変になるため、日常生活にも支障が生じる
・心身機能の低下が重度になる

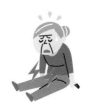

膝の痛みの増悪によって日常生活に支障が出た人への支援

Cさん、70歳代、女性、初期のアルツハイマー型認知症。変形性膝関節症と骨粗鬆症あり

一人暮らしのCさんは、変形性膝関節症と骨粗鬆症があり、初期アルツハイマー型認知症と診断されています。週2回の訪問介護と2週に1回の訪問看護を利用していますが、最近、「膝が痛い、掃除はヘルパーさんにやってもらいたい」と訴え、横になっている時間が増えました。Cさんは身長150cm、体重60kgでBMIは26.7です。この半年で体重が4kg増えました（**表2**）。また、Cさんは、半年ほど前より料理をしなくなり、食事は近所のスーパーで惣菜などを買って食べるようになっていました。

1）体重管理と食事内容の見直し

①目標体重の割り出し

肥満は膝への負担を増加させますので、減量して膝の負担を軽減することが大切です。

ただし、高齢者が減量する場合、急激な体重減少はフレイル（心身の虚弱状態）をまねく元凶に

なりますので、欠食はせず、バランスのよい食事、特に筋肉を強化するためにたんぱく質を意識的に摂取するよう心がけ、3～6か月で3％の体重減少をめざします。

Cさんの場合、まずは3～6か月で1.8kgの減量をめざすことになります（**図2**）。

②食生活の見直し

Cさんの体重増加の背景には、食生活の変化が考えられます。3日間の食事内容から食生活の概要が把握できます。Cさんは自炊をしなくなり、スーパーの惣菜を多く食べるようになったことで、脂質と糖が多い食事に変化していました。

なぜ、料理上手だったCさんが料理をしなくなったのでしょうか。

料理とは、複数の工程からなる作業です。順序立てて作業をしなくてはいけませんが、認知症の人はこれが苦手です（遂行機能の低下）。Cさんは、認知症の進行に伴って料理をうまくつくれなくなり、自信を喪失したことにより料理をしなくなった可能性があります（**図3**）。

2）自炊を促し、惣菜摂取の機会を減らす

認知症の人は、複数の作業を手順に沿って行うことは苦手ですが、作業一つ一つはできることがあるので、訪問介護サービスを利用して、Cさんと一緒に料理をつくることも一案です。その際、ヘルパーは「ニンジンを切っていただけますか？」など、作業を一つずつお願いするようにします。さらに、「包丁さばきがおじょうずですね」など、Cさんができることを認める声かけを積極的に行うようにします。自炊をすることでCさんがバランスのよい食事を摂取できるようになるのはもちろん、料理に対する自信を再びもてるようになります。訪問介護サービスの利用がない日は配食サービスを利用するなどして、栄養のバランスが考えられた食事を摂取できる体制づくりを考えましょう（**図4**）。

表2　Cさん、70歳代、女性の背景

家族構成	・一人暮らし ・近所に義妹が居住し、気にかけてくれる
疾患	・アルツハイマー型認知症（初期） ・変形性膝関節症、骨粗鬆症
介護度	・要支援2
利用サービス	・訪問介護（週2回）、訪問看護（2週に1回）
きっかけ	・もともと料理上手であったが、半年前から料理をしなくなり、近所のスーパーの惣菜を買って食べるようになった ・身長150cm、体重60kg、BMI 26.7。半年で体重が4kg増えた ・最近は、「膝が痛い、掃除はヘルパーさんにやってもらいたい」と言って横になる時間が増えた
問題	・膝の痛みの増悪によって、身の回りのことができない
本人のニーズ	・膝の痛みと付き合いながら、自分でできることは自分でしたい

図2 Cさんの体重管理と減量目標

肥満度分類（日本肥満学会）

BMI（kg/m²）	判定
＜18.5	低体重
18.5≦～＜25	普通肥満
25≦～＜30	肥満（1度）
30≦～＜35	肥満（2度）
35≦～＜40	肥満（3度）
40≦	肥満（4度）

ただし、肥満（BMI≧25）は、医学的に減量を要する状態とは限らない。なお、標準体重（理想体重）は最も疾患の少ないBMI22を標準として、標準体重（kg）＝身長(m)²×22で計算された値とする。

> Cさん　150cm、60kg、BMI26.7
> ・肥満（1度）に該当
> ・理想体重＝49.5kg

● 膝の痛みの増悪は体重増加が原因。ただし、急激な体重減少はフレイル（心身の虚弱状態）の元凶となるため、3～6か月をめやすに1.8kgの減量をめざす。

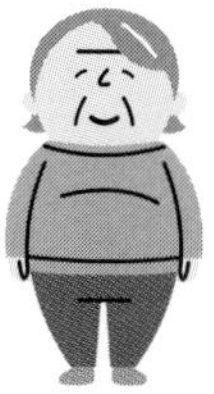

図3 Cさんの3日間の食生活と特徴

	○月×日	○月△日	○月□日
朝	菓子パン2個	ご飯、スーパーの惣菜（コロッケ）	ご飯、スーパーの惣菜（天ぷら）
昼	スーパーのお弁当（助六寿司）	スーパーのお弁当（お好み焼き）	おまんじゅう3個、煮物（義妹より）
夜	ご飯、スーパーの惣菜（コロッケ）	ご飯、スーパーの惣菜（天ぷら）	ご飯、煮物（義妹より）
間食	アンパン、ジュース	クッキー、ジュース	アンパン、缶コーヒー

⇒これを見ると、惣菜をよく買い、脂質・糖が多い食生活であることがわかる

● **認知症になると、遂行機能*が低下する**
*遂行機能とは、物事を計画、順序立てて実行する能力

例：みそ汁をつくる
①鍋でお湯を沸かす→②出汁をとる→
③具材を切って鍋に入れる→
④具材が煮えたのを確認する→⑤味噌を溶く→
⑥沸騰する前に火を止める→⑦お椀に盛る

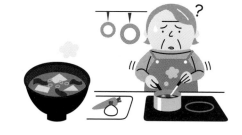

料理を作る手順を考えたり、手順どおりに実行することが難しくなる　→　料理失敗　→　自信喪失　→　料理をしなくなる

図4 一緒に料理をするなど自炊の機会を促す

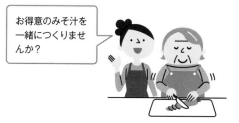

> お得意のみそ汁を一緒につくりませんか？

Cさんが苦手なこと
・みそ汁をつくる際の一通りの手順を考える
・湯を沸かしている間に具材を切るなど、複数の作業を同時に行う

Cさんができること
・お湯を沸かす、具材を切るなど、一つ一つ作業する
※Cさんが実行しやすいよう、一つずつお願いする

※バランスのよい食事をとるために、訪問介護のない日には配食サービスを利用することも検討する。

どんなメニューが「バランスのよい」食事？

　対象者が食べている食事内容のバランスがよいかどうかを判断するには、農林水産省と厚生労働省の協同により策定された『食事バランスガイド』（http://www.maff.go.jp/j/balance_guide/）を参考にするとよいです。

　対象者が食べている食事内容とガイドを照らし合わせて、「もう少し、乳製品をとってみては？」など提案することができます。また、本文図3（p.125）で紹介したような、3日分程度の食事内容を記入した表などを作成して、市区町村の行政管理栄養士に相談することもお勧めします。専門家に相談することで、専門的かつ具体的な食事メニューの簡単レシピの提供が期待できます。

高齢者の1日の食事バランス

主食（ご飯、パン、麺）	5〜7つ（SV） ご飯（中盛り）で3杯程度
副菜（野菜、きのこ、イモ、海藻料理）	5〜6つ（SV） 野菜料理5皿程度
主菜（肉、魚、卵、大豆料理）	3〜4つ（SV） 肉・魚・卵・大豆料理から3皿程度
牛乳・乳製品	2つ（SV） 牛乳なら1本程度
果物	2つ（SV） みかんなら2個程度

「シニア世代の健康な生活をサポート　食事バランスガイド」
http://www.maff.go.jp/j/balance_guide/b_sizai/attach/pdf/index-56.pdfより引用

SV：サービング（食事の提供量）

3）日常生活内の活動促進

　膝の負担を軽減するためには、下肢の筋力強化が有効です。特に大腿四頭筋、股関節外転筋のトレーニングがお勧めです。図5に示したように、トレーニングは横になって行うものと、座位や立位で行うものがあります。膝の痛みが強いときには、横になって行うトレーニングを勧めましょう。膝の負担が少なく実施できます。体操メニューは、対象者が普段過ごす場所や目のつく場所に掲示します。

　認知症があることでトレーニングの必要性を理解できないCさんは、「足が痛いからトレーニングをしたくない」と訴えます。しかし、痛くても行う必要性があるので、一緒に楽しく行い、できたら褒めるようにします。

　ただし、トレーニングによって痛みが増強したり、膝が腫れたり、熱をもった場合は、体操を休む必要があります。

4）好きなこと、やりたいことを把握して活動を促す

　認知症の人に意図的なトレーニングを勧めてもなかなか実行しないことが多いです。そのような場合は、本人の興味・関心のある活動を支援し、自然な感じで体を動かせる機会を提供します。どのような活動に興味・関心があるかを把握するには、日本作業療法士協会より出されている「興味・関心チェックシート」の活用が有効です（図6）。このチェックシートは、日本作業療法士協会のホームページよりダウンロードが可能です。

　このチェックシートで評価した結果、Cさんは他者との交流や体を動かすことが好きなことがわかりました。本人の希望が叶う場として、体操サロンへの参加や、デイサービスの利用を促すとよいでしょう。

図5　筋力トレーニングの推奨

● 筋力トレーニング（運動療法）のパンフレットを、居間など普段居る場所に貼る

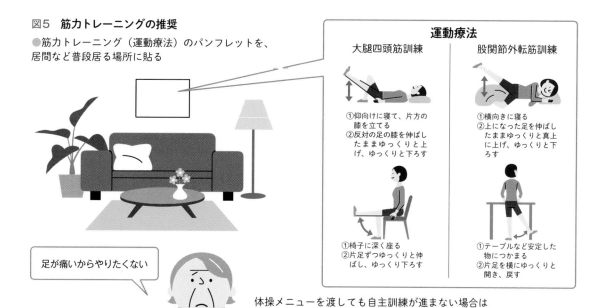

体操メニューを渡しても自主訓練が進まない場合は訪問時に一緒に行い、繰り返し必要性を説明して体操の実施を促す。

図6　「興味・関心チェックシート」よりCさんの好きなことを把握

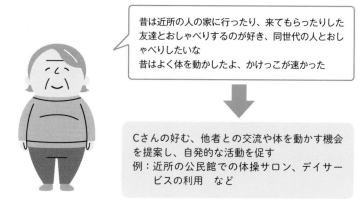

5）住環境の見直し：安全に活動できる自宅環境をめざす

　日常生活動作を積極的に行ってもらえるよう、自宅内を安全に活動できる環境に整えることも、活動を促す支援になります（**図7**）。

　住環境を見直す際には訪問リハビリテーションを利用して、対象者の動作やよく利用する場所を確認したうえで評価してもらいましょう。

［脳血管疾患による日常生活への支障］

　平成28年の国民生活基礎調査によると、要介護者（要介護1〜5）における介護が必要となった主な原因として、認知症に次いで多かったのは脳血管疾患（脳梗塞、脳出血、くも膜下出血）です。脳梗塞を引き起こす原因の一つに脱水があります。認知症の人も、脳梗塞や脱水が起こりやすいです。

　ここでは、脱水予防に向けた支援について解説します。

図7　安全に活動できる自宅環境の例

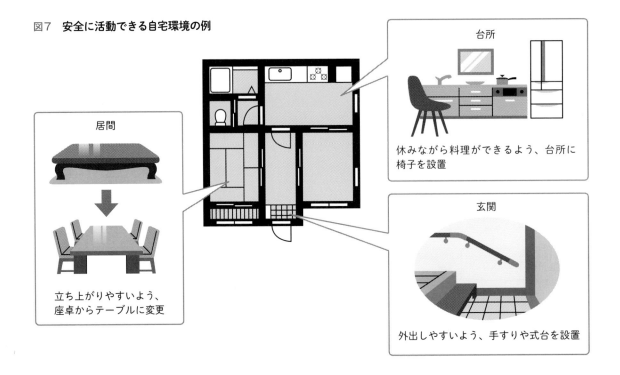

居間
立ち上がりやすいよう、座卓からテーブルに変更

台所
休みながら料理ができるよう、台所に椅子を設置

玄関
外出しやすいよう、手すりや式台を設置

[脱水の基礎知識]

1．脱水とは、必要な体液（水分と電解質）が不足した状態

脱水は、体内の水分と塩分（ナトリウムやカリウムなどの電解質）が減少した状態です。高齢者の脱水は、水分と塩分の両方が不足した「混合性脱水」が多くみられます。

高齢者の脱水は、水分を蓄える筋肉量の減少（体内水分量の低下）、利尿作用のある薬の服用による尿量増加、嘔吐や下痢などの誘因から体の中の水分を失いやすいといわれています。高齢者では喉の渇きを感じにくいこと、排尿を避けるために自ら飲水を制限すること、食事量の低下や嚥下機能の低下から水分摂取が困難になることなどから、水分摂取量が減りやすくなります。

軽度の脱水では、全身倦怠感やボーっとしているなど「普段と少し違う」状態であることから、「隠れ脱水」とも呼ばれます。症状が進行すると口渇や皮膚の乾燥、頭痛を訴えるなどがみられ、重症化すると血圧低下や意識障害が認められます（**表3**）。

2．脱水時の対応

訪問時に対象者が脱水を疑われる状態であった場合、まずは症状を観察します。皮膚の乾燥では、特に腋窩が乾燥しているか否かが指標になりやすいです。

意識が低下し応答がない場合は、迷わず救急車を要請しましょう。応答がある場合は涼しい場所に移動させ、水分摂取を促し、頸部・腋窩・鼠径部などの動脈を冷やします。その後、主治医に連絡し、状況を報告して指示を仰ぎます（**図8**）。

3．脱水時の水分補給

脱水時の水分補給は、水やお茶よりも経口補水液（Oral Rehydration Solution：ORS）を飲んでもらうことが望ましいです。経口補水液は、ナトリウムとブドウ糖を含み、水分と電解質の補給が素早くできます。市販されているものもありますが、**図9**に示した方法でつくることもできますので、つくり方を紙などに書いて目につく場所などに貼っておき、家族がペットボトルで作り置きしておくとよいでしょう。

表3　高齢者の脱水の誘因と症状

誘因	症状
・体内水分量の低下 ・渇中枢の低下（喉の渇きを感じにくい） ・自律神経の働きの低下（発汗など体の暑さへの反応の低下） ・糖尿病や利尿薬の服用による尿量増加 ・嘔吐、下痢 ・排尿を避けるため飲水を自ら制限 ・食事や水分摂取困難	・全身倦怠感 ・ボーっとしている ・口渇 ・皮膚の乾燥 ・頭痛 ・血圧低下 ｝ 重症時 ・意識障害

図8　脱水時の対応

①脱水症状の観察
・口渇の有無、皮膚の乾燥（特に腋窩の乾燥の有無）、口腔内の乾燥、倦怠感、
　意識状態（普段よりボーっとしていないか）、頭痛の有無、体温上昇
②意識低下
・応答がない場合→救急車で病院へ搬送
・応答がある場合→涼しい場所に移動させる→主治医に連絡し、指示を仰ぐ

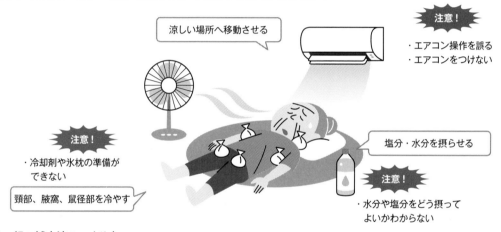

涼しい場所へ移動させる

注意！
・エアコン操作を誤る
・エアコンをつけない

注意！
・冷却剤や氷枕の準備が
　できない

頸部、腋窩、鼠径部を冷やす

塩分・水分を摂らせる

注意！
・水分や塩分をどう摂って
　よいかわからない

図9　経口補水液のつくり方

脱水時は水やお茶より「経口補水液」を飲んでもらうのが望ましい
※経口補水液は、ナトリウム（塩分）とブドウ糖を含み、水分と電解質の補給が素早くできる。
　ドラッグストアや薬局で購入できるが、代用品をつくることもできる

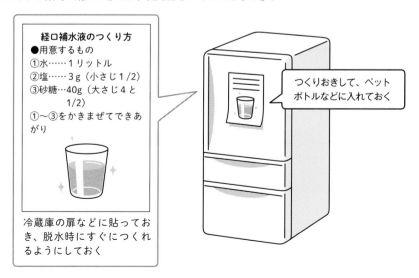

経口補水液のつくり方
●用意するもの
①水……1リットル
②塩……3g（小さじ1/2）
③砂糖…40g（大さじ4と
　　　　1/2）
①～③をかきまぜてできあ
がり

冷蔵庫の扉などに貼ってお
き、脱水時にすぐにつくれ
るようにしておく

つくりおきして、ペット
ボトルなどに入れておく

水分の摂取不足により脱水を起こした例

Dさん、80歳代、男性。血管性認知症。7年前に脳梗塞を発症した

　Dさんは長男と同居していますが、日中は、長男は仕事に出かけているため、一人で過ごすことが多いです。

　気温が暑くなり始めたある日、朝11時ごろにヘルパーが訪問したところ、窓を閉め切った自室でボーっとしているDさんを発見しました。Dさんは、もともと水分を控える様子がみられましたが、この日も朝食時にお茶を1杯（150mL程度）飲んだだけでした（表4）。

1）水分摂取を促して脱水を予防する

　脱水予防で最も大切なのは、常日頃から脱水にならないよう水分摂取を意識的にしてもらうことです。生活のなかで、対象者が無理なく水分摂取できるよう支援します。目標飲水量は1日1.2L（図10）ですが、どれくらいの量を飲まないといけないのか可視化することが有効です。例えば、ペットボトルなどで量を明らかにし、普段過ごす食卓や自室に置いておきます（図11）。なお、コ

ーヒーやお茶、アルコールは利尿作用があるので、飲みすぎるとかえって体内から水分が出てしまうので注意します。また、ジュースも糖分が多いので、飲み過ぎには注意します。

2）こまめな飲水を生活の中に組み込む

　こまめに水分摂取を促すことも大切です。起床時、朝食時、10時、昼食時、15時、夕食時、入浴前後、眠前で150mLずつ摂取すれば、1日の目標飲水量である1.2L摂取できます。

　水分摂取を忘れがちな時間には、アラームを鳴らして、水分摂取を意識してもらうようにしましょう（図12）。

3）飲水以外で水分摂取がしやすい食品

　「そんなに水ばかり飲めない」などと訴えられた場合には、食品や形態を工夫しましょう。

　夏場なら、1口大に切ったスイカやキュウリをタッパーに入れておいて、食べたいときに食べら

表4　Dさん、80歳代、男性の背景

家族構成	・長男と同居（日中は一人）
疾患	・認知症、高血圧、脳梗塞（7年前発症、軽度の左麻痺はあるが屋内歩行可能、身の回りのこともほぼ自分で行う）
介護度	・要介護1
利用サービス	・デイケア（週2回）、訪問介護（週3回）、訪問看護（週1回）
きっかけ	・気温が暑くなり始めたある日、ヘルパーが11時に訪問すると、窓を閉め切った自室でボーっとしているBさんを発見した ・もともと「喉は渇いていない」と言い、水分摂取を控える様子があったが、その日も朝食時にお茶を1杯（150mL）飲んだだけだった
問題	・水分摂取不足による脱水
本人のニーズ	・必要な水分量を摂取し、脱水にならずに生活したい

図10　水分の摂取と排泄

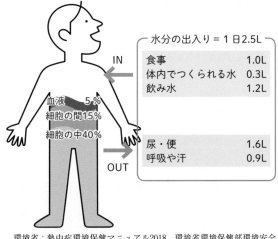

水分の出入り＝1日2.5L	
IN	
食事	1.0L
体内でつくられる水	0.3L
飲み水	1.2L
OUT	
尿・便	1.6L
呼吸や汗	0.9L

血液　5%
細胞の間15%
細胞の中40%

環境省：熱中症環境保健マニュアル2018．環境省環境保健部環境安全課，2018：32より引用

れるようにするのも一案です。また、甘酒や乳酸菌飲料、ゼリー飲料などの利用もお勧めです（**図13**）。

ただし、認知症の人は、冷蔵庫の中に何が入っているか忘れてしまうこともありますので、冷蔵庫の扉にメモなどを貼って摂取を促すようにしましょう。

図11　1日の飲水量を可視化し、自室や食卓に置いておく

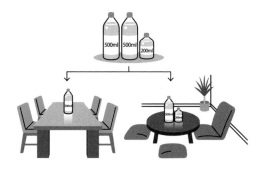

目標飲水量（1日1.2L）を「見える化」する
（500mLのペットボトル2本と200mL）
食卓や自室などに置いておくとよい

図12　飲水のタイミングを決めて、少しずつ摂取する

毎回、コップ1杯（約150mL）の水を飲むようにする
150mL × 8回＝1.2L

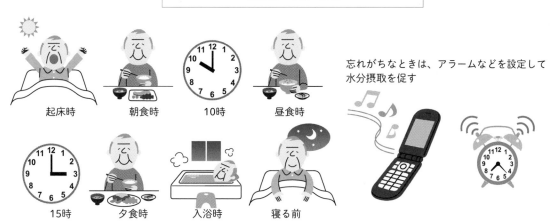

起床時　　朝食時　　10時　　昼食時

忘れがちなときは、アラームなどを設定して水分摂取を促す

15時　　夕食時　　入浴時　　寝る前

図13　水分摂取しやすい食品（スイカやキュウリなど）をカットして冷蔵庫に準備しておく

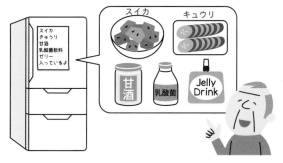

スイカ　キュウリ

スイカ
きゅうり
甘酒
乳酸菌飲料
ゼリー
入っているよ

甘酒　乳酸菌　Jelly Drink

水ばかりは飲めないけど、
自分の好きなものならうれしい

間食や食事のときなど、好きなタイミングで水分を摂取できる環境をつくる。カットしたスイカやキュウリ、甘酒やゼリー飲料などもよい。

図14　リモコンの工夫

リモコンがたくさんあって、どれが何のものかわからない…

まとめられるものはまとめて、リモコンの数を可能な限り少なくするのもよい

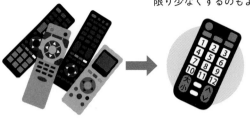

テレビとDVDのリモコンを一体化（できるだけシンプルなものを選択する）

どのボタンを押せば、冷房になるのかわからない…

古いストッキングやタイツなどをかぶせて、必要なボタンを認知できるようにする

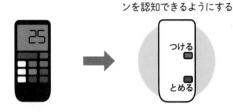

つける

とめる

4）室温の調整

　暑さへの対策として、適度に涼しい場所で過ごしてもらう必要があります。いまは、座りながらでもボタン1つで快適な環境をつくることができます。ところが、目の前にテレビやDVDなど家電のリモコンがたくさんあると、どれがエアコンのリモコンかわかりません。最近では、テレビやDVDなど複数の機器の操作が可能な学習リモコンが市販されています。なかにはボタンが大きくわかりやすい高齢者向けのものもありますので、これらを利用して可能な限り数を減らしましょう。

　また、エアコンのリモコンには、どのボタンを押せば冷気が出るのかなどをわかりやすく記しておくのも工夫です。古いストッキングを使い、必要なボタンだけ見えるようにします。大きな文字で、「つける」「とめる」と示すことも有効です（**図14**）。できるだけシンプルなリモコンの導入が望ましいです。リモコン操作の誤りから、夏に暖房が入っていたなどは絶対に避けなければなりません。

在宅での認知症悪化とニーズの対応方法・連携

山口智晴

「認知症の悪化」を
どのようにとらえるか

そもそも、本項のテーマ「認知症の悪化」とは何を表すのか、考えてみます。

在宅支援の仕事に携わっていると、「認知症が悪化して……」という言葉をよく耳にします。この言葉は、認知症の人の状態変化を表現する便利な言葉かもしれません。しかし、「悪化」の背景を探ることなく、その表現で片づけてしまうことは、専門職として避けたいところです。

なぜなら「悪化」の背景には、認知症の原因となっている疾患の悪化、介護者のかかわり方や周囲の環境変化によるBPSDの悪化、あるいは脱水によるせん妄や転倒による硬膜下血腫など多様性があるからです。そして、その「悪化」の背景によって対応方法は異なります（**表1**）。つまり、

認知症の悪化の背景にある要因をしっかり評価することが、まず大切なことになります。

認知症の原疾患の進行

代表的な変性型認知症のなかにはアルツハイマー型認知症、レビー小体型認知症、前頭側頭型認知症などがあります。これら変性型認知症は、その名前のとおり神経細胞が進行性に変性していくので、経過とともに当然症状も進行し、認知機能検査の点数も低下していきます。また、脳血管性認知症は、再度出血や梗塞が生じると認知機能もそれに応じて低下していきます。正常圧水頭症も、その進行によって徐々に認知機能が低下してきます。つまり、原疾患が進行することで認知機能は低下（悪化）していきます。

各疾患で症状の進行には特色があるので、その原疾患の進行によって生じる認知機能障害に応じた対応を考えることが重要になります。

BPSDやそのほかの原因による
症状の悪化

認知症の原疾患とは別に、同程度の認知機能の状態でも周囲の環境が変われば、認知症のBPSDも変化します。認知機能に変化がなくても、周囲の環境が変われば、混乱したり落ち着かなくなります。また、失敗したことを周囲が強く指摘すれば、怒りっぽくなったり、逆にうつっぽくなったり、被害的な妄想が聞かれたりします。認知症の

表1　認知症悪化の背景にある要因例

原疾患の進行	各疾患に特異的な症状例 ・アルツハイマー型：記憶障害、見当識障害、遂行機能障害、注意障害、失行症 ・レビー小体型：幻視やパーキンソニズム、自律神経症状 ・脳血管性：不全麻痺や高次脳機能障害、嚥下障害、構音障害 ・前頭側頭型：脱抑制、易怒性、常同行動
BPSDの悪化	周囲のかかわり方や環境、多要因で症状が変化
せん妄	脱水、薬剤、栄養バランス不良、睡眠などの生活リズム悪化
その他	転倒、合併症、服薬状況など

人は周囲の環境変化に適応するのが苦手ですので、ある意味で当然の反応です。この場合は、介護者や家族、関係しているスタッフ等でBPSDへの対応について検討する必要があります。

しかし、注意すべきはBPSDの悪化のようにみえて、せん妄やそのほかの疾患などが影響している場合です。高齢者では、脱水や栄養バランスの偏りなどでもせん妄状態となる場合もあります。せん妄は意識障害の一種で認知症とは異なるため、早急に適切な治療が必要になります。

本当に認知症が悪化した？（図1）

1年前に軽度アルツハイマー型認知症と診断された80歳代の男性は、軽いもの忘れや探しものなどが増えたものの、隣町に住む長男夫婦の支援も受けていたので、さほど困ることなく穏やかに一人暮らしをしていました。しかし、ここ1週間、下着姿のままフラフラと夜道をさまよって警察や近所の人に保護されることが2回続きました。隣町に住む長男から「最近、父の認知症が急激に悪化したので介護サービスを利用したい」と相談を受けました。

「夜間の徘徊」「認知症の悪化」といわれるとそのようにも思いますが、この男性は一人暮らしで食生活が乱れ、脱水からせん妄状態となっていました。そこで、医療機関で点滴などせん妄の原因に対する治療を受けたところ元の状態（軽度の認知症）に戻り、それからは配食や見守りサービスなどを利用して在宅生活を穏やかに継続しています。

変性型の認知症は短期間で急激に症状が悪化することは稀ですので、このように状態が急変した場合は、かかりつけ医等との情報共有も含めて、その背景をていねいに聞き取ることが重要です。便秘で腹部が苦しかったことが急激な易怒性や介護拒否につながっており、浣腸と摘便で落ち着いたという事例も過去に遭遇しました。

次項で、認知機能の低下とそれに伴う生活障害への対応を工夫した事例を2例紹介します。

図1　**急激な症状の悪化には注意が必要**

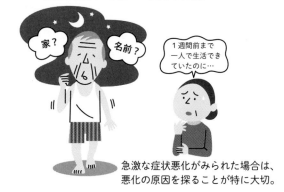

急激な症状悪化がみられた場合は、悪化の原因を探ることが特に大切。

事例 1　認知症の初期段階で生じる生活障害への対応

Eさん、70歳代、女性。初期アルツハイマー型認知症

Eさんはとてもまめな性格です。3年前に末期がんの夫を在宅で看取った後は、趣味の茶道サークルやカラオケ教室への参加を再開し、楽しみながら暮らしていました。しかし、約1年前から、サークルなどの予定を忘れる、置き忘れや探しものが増えるなどのエピソードが重なり、自分でも記憶の低下が気になりはじめました。

そこで、半年前にかかりつけ医に相談したところ、アルツハイマー型認知症の初期段階と診断されました（**表2**）。

1）Eさんの具体的な生活の困りごと

Eさんの困りごとには「予定の管理」がありました。最近は、地域包括支援センターのかかわりで、介護予防・日常生活支援総合事業の対象者となり、毎週火曜日の午前中に通所型の事業に参加することになりました。

しかしEさんは、「明日は行く日か？」「持ち物はどうするんだっけ？」と夜中に次女の携帯に電話するなど、とても混乱している様子でした。それに対して次女も「お母さん、しっかり考えて。今日は何曜日？　何を持っていくんだっけ？　ど

表2　認知症の初期段階で生活障害が増えているEさん

年齢・性別	・70歳代、女性
家族構成など	・3年前に夫が亡くなってからは一人暮らし ・隣町に次女が住んでおり、週1回ほど様子を見に来てくれる ・長女は県外在住で年に1〜2回会うのみ
診断など医療情報	・半年前に健忘が気になり専門医を受診したところ、HDS-R21点でアルツハイマー型認知症の初期と診断された
生活歴	・掃除や洗濯、調理などはある程度自分で実施できているが、服薬や金銭の管理、予定の管理が難しくなってきた ・参加していた茶道サークルは月に2回あったが、時間や集合場所で混乱してからは行かなくなってしまった。近所の集会場で月2回実施されるカラオケ教室には、仲間に誘ってもらいながら通い続けている
困りごと（誰が・何に）	・本人「最近すぐに忘れることが多い。特に探しものが増えたけど、娘が親切にしてくれるので助かる」 ・次女「最近は探しものだけでなく、同じ物を買う、薬を飲み忘れるなどが出てきた。どこまで自分でやってもらい、どこから手伝えばよいかわからない」

図2　スケジュール管理と服薬管理に対する工夫例

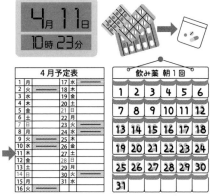

スケジュールボードと日付表示機能のある電波時計を導入したスケジュール管理、内服薬の一包化と服薬カレンダーを利用し服薬管理を行った。

こに行くんだっけ？」などと本人に思い出させるように質問していました。次女としては、「母の認知症が進行しないように頭を使ってほしい」という想いがあったようでしたが、Eさんとしてはもの忘れの進行を実感して落ち込んでしまったようです。

また、Eさんは昔からきちんとした性格で、集合時間の10分前には現地に到着したり、忘れものをしないように前日から準備をしておきたいタイプだったことも、本人の焦りにつながっていたようです。つまり、Eさんの混乱の背景には「ミスをしないようにしなくては」という本人の努力があったのです。

2）予定と服薬の管理に対する具体的な対応

そこで、日付や予定の管理には、スケジュールボードと日付表示機能のある電波時計を導入することにしました（**図2**）。Eさんは作業記憶とエピ

ソード記憶、日付の見当識が軽度に低下しており、またその自覚もあったため、予定表と時計でそれらの機能低下を代償することができました。また、服薬についても主治医と相談し、まとめて朝1回の服薬とし、薬剤は一包化してもらいました。

ポイントは日付が強調して表示される時計をもとに、スケジュールや服薬を管理できるように工夫した点です。

次女には、月初めにスケジュールボードを本人と一緒に更新して（マグネットを移動）、薬を詰め替えることにしました。また、問いつめるような質問の仕方は本人の焦りにつながるので、安心感がもてるような説明や声かけの重要性を伝え、理解してもらうことができました。

3）社会参加に関する困りごとと対応

Eさんが参加していた月2回の茶道サークルは、茶室がある仲間の家を交代で会場として使っていました。そのため、場所や曜日が月によって異なり、会場へ行くバスの経路も、そのつど異なっていました。これは認知機能が低下してきたEさんにとって非常に難しい活動です。実際に、1年前に日程を間違えて訪問したことがきっかけで、周りに迷惑をかけたくないとの思いから次第に足が遠のき、半年前にサークルを退会したとのことでした。

一方で、近所の集会所で開催されるカラオケ教室は曜日と時間が決まっており、近所の人がEさんにも声をかけてくれていたため参加できていました。BPSDのなかでも出現頻度が高い症状に、アパシーがあります（**表3**）。いままで興味があったことや趣味活動を止めてしまうなどもその一つですが、Eさんのように、参加するための周囲の環境も趣味活動継続のポイントの一つです。「アパシーだから」とあきらめるのではなく、何に困っているのかをていねいに見きわめて、継続できるような声かけや周囲の協力が得られるような体制づくりなどができるとよいでしょう。

カラオケ教室への参加を続けていたEさんの次なる心配ごとは、「秋の文化祭に向けて新曲を覚えること」でした。しかしEさんは、仲のよい人には認知症と診断されたことを伝えてあったため、周囲の人達の理解もあり、あえて新曲ではなく、Eさんが得意とするなじみの曲を選定してくれたそうです。

継続的で現実的な社会参加には、まずは対象者と地域のそれまでのかかわりからひも解くのも、効率的な方法の一つといえます（**表4**）。

表3　アパシーの特徴と対応

- ●最も出現頻度の高いBPSDの一つ
- ●ボーッと無為に過ごす：テレビをつけていても関心を示さない、今まで好きだった趣味をやりたがらない
- ●抑うつと混同されやすいが異なる：気分の落ち込みや希死念慮はみられない
- ●やる気の問題と誤解されがち：アパシーは神経精神医学的症候群であって、怠けているわけではない
- ●役割や楽しみ、難しすぎない課題で活動を促す

表4　社会参加の支援ポイント

- ●可能な限り病前のネットワークを活用
- ●本人がやりたい活動が大前提
- ●近隣で活動しているサークルなどがよい
- ●定期開催で場所も一定が望ましい
- ●可能であれば認知症であることを周囲に伝える
- ●必ずしも趣味の再開がよいとは限らない（活動によっては負担になってしまうので、残存機能に応じた活動が望ましい）
- ●完璧な活動ではなく、そこに役割を見いだす

事例2　認知症の症状が短期間で悪化した例と対応
Fさん、80歳代、男性。専門医療を受けておらず認知症が悪化

80歳代のFさんは、奥さんと二人暮らしです。最近、20年通っているかかりつけ医に認知症を指摘されました。Fさんは、腰部脊柱管狭窄症や変形性膝関節症もあったため、要介護1でデイサービスを週2回利用していました。膝や腰の痛みが主訴で、もの忘れや探しものは増えたものの、妻の支援があったため、日常生活で不自由さを感じることはありませんでした（**表5**）。

1）症状の悪化と家族の混乱

かかりつけ医から認知症を指摘されて数か月が経過したころから、認知症の症状悪化を周囲が気にかけるようになりました。妻の話では、夜中に起き出して「お客さんが来た」と言いお茶を用意する、妻に向かって「私の妻が帰ってこないけど、

どこに行ったか知っていますか？」と質問する、夜中に納戸で「猫がたくさんいる」と大声を出すということがあったようです。また、デイサービスの職員から、最近は身体機能も低下して介助量が増え、認知機能も日差があるとの情報がありました。妻は、「とうとう自分のことを認識できなくなったのはショック」「夜に騒ぐまで認知症が悪化して、この先どうなるのか心配」と訴えています。

2）専門的医療機関の受診

Fさんの「認知症の悪化」の背景にあるものは何でしょうか？　実はFさんは、かかりつけ医に認知症を指摘されていたものの、専門医による鑑別診断は受けていませんでした。しかし、幻視や

カプグラ症候群（近親者が、そっくりな別人と置き換えられたと確信する妄想）、症状の変動性や身体機能の低下からレビー小体型認知症が疑われます。そこで、かかりつけ医とも相談して認知症疾患医療センターを受診したところ、レビー小体型認知症と診断されました。

また、身体合併症に対して複数の医療機関から多数の薬剤が処方されており、そのことがレビー小体型認知症の症状をさらに悪化させていたとのことで、主治医を中心に服薬内容を調整してもらうことになりました。

その結果、幻視などは軽減し、パーキンソニズムによる身体機能の低下も改善し、介助量も以前の状態に戻りました。妻も、幻視やカプグラ症候群などの症状悪化が原疾患によるものだと理解できたことで、心理的にも落ち着いた様子でした。

事例から考える「認知症の悪化」

事例1のEさんの場合は、認知症の原疾患が進行したことで認知機能が低下し、それとともに生じる生活上の困りごとへの対応を具体的に検討しました。また、事例2のFさんの場合は、身体障害を伴う合併症もあり「認知症の悪化」という言葉で表現されていましたが、詳細を確認すると原疾患への適切な対応がなされておらず、まずはその対応が必要でした。

このように「認知症の悪化」という言葉は、状態の変化を表す便利な言葉ではありますが、それゆえに、背景にある要因を探らずに適切な対応につながらないリスクもあります。これは、認知症の人の在宅生活支援について考えるうえで、非常に重要な視点です。

表5　認知症に関する専門的な治療が必要だったFさん

年齢・性別	・80歳代、男性
家族構成など	・80歳代の妻と二人暮らし、子どもなし
診断など医療情報	・高血圧症と糖尿病で近くの内科医院に約20年通っている。最近、認知症を指摘された ・内科医院以外に、腰部脊柱管狭窄症と変形性膝関節症で整形外科クリニック、白内障で眼科医院に通っている ・要介護1の認定となり、デイサービスを週2回利用中
生活歴	・運送業や土建業で70歳くらいまで仕事一筋で働いてきたが、膝や腰の痛みもあり退職した ・退職後は家庭菜園を楽しむなどして過ごしていた
困りごと（誰が・何に）	・本人「膝や腰が痛い。もの忘れは年齢相応だと思う。最近、頭の働きが鈍く感じるときがある」 ・妻「身の回りのことは声をかければ最低限自分でできるが、最近はつじつまの合わないことを言う。昨晩も、誰かが来たといって一人で何かをしていた」 ・ケアマネジャー「認知症については、盗られ妄想などはないが、日による変動がある様子。デイサービスは通えている」

在宅での困りごと・ニーズの
対応方法・連携

山口智晴

在宅支援の多様性と構造的な理解

　在宅での支援は、さまざまな面で病院・施設での支援と大きな違いがあります。特に病院は、基本的に治療を行うことを主目的とする施設であり、決まった時間に食事や入浴が提供されるなど、その人の生活を考慮した場ではありません。一方で在宅は、対象者のリアルな生活場所であり、その生活様式も十人十色です。人の生活にはさまざまなスタイルがあり、それを取り巻く周囲の環境もさまざまです。また、環境といっても、家屋状況といった物理的なものだけでなく、家族や友人といった人的な環境や、医療・福祉・介護サービスなどの制度的な環境もあります。だからこそ在宅では、支援を考えるうえでの要素が多様で、時として支援の方針を見失いそうになることもあります。

　このような、人が生きることを、全体として構造的に表現したものに「国際生活機能分類（International Classification of Functioning,

Disability and Health：ICF）」があります。ICFでは、生活機能に影響する背景因子、そして健康状態を含めて生活機能モデルとしてとらえています（図1）。そのため、支援対象者の困りごと・ニーズについて、ICFのとらえ方で情報を整理すると構造的に理解しやすくなります。

「誰が、何に困っているのか」の
視点で困りごとを焦点化する

　在宅では、「誰が」「何に」困っているのか？という視点での困りごとの焦点化が必要です。困りごとが明確にされていないと支援も焦点化されません。例えば、認知症と診断された本人はそのことを受け入れ前向きに工夫しながら生活しているにもかかわらず、家族が受け止められず、支援者へ「進行しているからどうにかしてほしい」と訴えるのであれば、家族へのかかわり方に工夫が必要になります（表1の3段目）。

　逆に、家族や専門職からみてもさほど問題とならない認知機能低下でも、本人からすればとても気がかりだということもあります（表1の4段目）。また、「何に」困っているのかという視点も重要となります。例えば、多くの認知症原疾患は進行性ですが、それ自体が困っていることであれば根治療法が確立していないので、そもそも解決策を見いだすこと自体が困難です。

　これらのことを、以下の事例を通して理解を深めたいと思います。

図1　ICFの構成要素と相互作用

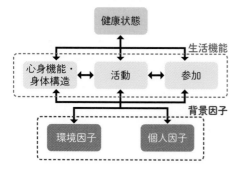

表1 誰が困っているのか、誰の問題なのか

誰が困っているか	認知症の人本人	家族や周囲の人	専門職
皆が困っている	○	○	○
本人は困っていないが周囲が	×	○	○
家族に問題／周囲が困る	×	○	×
本人だけ困っている（うつ）	○	×	×
専門職が問題視	×	×	○

○＝困っている、×＝困っていない。

山口晴保，山口智晴 編著：依頼からアセスメントそして対応．認知症の本人・家族の困りごとを解決する医療・介護連携の秘訣－初期集中支援チームの実践20事例に学ぶ－．協同医書出版社，東京，2017：48より引用

事例1 家族から認知症の悪化を指摘されたが、認知症ではなかった

Gさん、70歳代、女性。娘から支援機関に相談がよせられた

Gさんは、同年代の夫と娘、中学生の孫との4人暮らしです。

きっかけは、Gさんの娘から支援機関によせられた相談でした。娘によると、Gさんはこの半年の間で探しものが増えるなどの健忘が目立ち、最近では、娘や孫に対して被害的な発言（娘の表現では暴言と妄想）がひどいとのことです。特に定期受診している医療機関はなく、もの忘れの指摘や受診の勧奨をすると本人が怒り出すとのことでした。

ここまでの情報からは、Gさんの認知症が進行しているようにも思えます。ただし、Gさん本人と夫がどのように感じているのかといった情報がありません（表2）。

そこで、Gさんについて多方面から情報収集したところ、年齢相応の記憶力低下はあるものの、生活はまったく問題なく自立できており、趣味のサークルでは役員として活動していました。また、夫も妻の認知機能低下については問題視しておらず、むしろ娘との不仲を懸念していました。いつまでも自立しようとせず親元にいて、経済面も含めた日々の生活や孫の世話まで頼ろうとする娘に対し苦言を呈していたGさんは、娘と口論が絶え

なかったようです。結果的に、Gさんは認知症ではなく、問題の所在は娘にありました。

もちろん、本人が困っていなくても、家族だけでなく周囲の専門職も問題があると認識している場合は適切な支援が必要になります。しかし、Gさんの場合は、高齢者医療・福祉のサービスとしては支援の必要性はないと判断されました。

表2 娘から認知症の悪化を指摘されたGさん

年齢・性別	・70歳代、女性
家族構成など	・夫と娘、孫1人の4人暮らし
診断など医療情報	・今まで大きな病気もなく、かかりつけ医もない ・認知症に関する診断はされていない
支援依頼の経緯	・同居の娘から「最近、母の認知症が進行したようで、暴言と妄想がひどい。娘（本人の孫）にも強くあたるので困っている。母に認知症のことを指摘すると激怒するので、この相談は伏せて支援してほしい」と支援依頼があった
困りごと（誰が・何に）	・本人：不明 ・娘：母の認知症の進行と受診拒否で困っている

介護支援サービス利用の拒否

Hさん、80歳代、男性。アルツハイマー型認知症、要介護1

Hさんは、10年前に妻が亡くなってから一人暮らしです。自分で炊事や洗濯をするまめな性格で、自立した生活を送っていました。15年ほど前までは町工場の技師として働いていました。

半年前にかかりつけ医からアルツハイマー型認知症（要介護1）と診断されました。介護保険の申請とデイサービスの利用を勧められて、その後は、かかりつけ医の指示に従いデイサービスを10回ほど利用しました。しかし最近は、送迎に行っても利用を断ってしまうとのことで、デイサービス職員やケアマネジャーも対応に困っていたようです（**表3**）。

そこで、Hさんからていねいに事情を聞いてみると、「デイサービスは、若い子が親切に、お風呂まで手伝ってくれて、おいしい食事も出てくるので極楽浄土のよう」「ありがたいけど、自分にはまだ必要ないと思う。世話をしてくれた先生やケアマネジャーさんにも、そろそろ恩義を報いることができたと思う」と話しました。

確かに、Hさん本人の言い分にも一理あると考えました。探しものなどは増えていますが、記憶障害と失見当識は軽度で、現状でさほど生活に大きな影響を及ぼしているようではなく、デイサービスでは暇を持て余してしまうようです。また、他人に頼りたくない性格で、自宅でも工夫しながら生活しているため、サービスの必要性をあまり感じていない様子でしたが、身体合併症もあるため、買い物やお風呂場の掃除などは困難さを感じていました。

そこで、まずは困っているお風呂掃除や買い物について、週1回の訪問介護で支援することから始めました。現在では、週2回の訪問介護による支援を受けながら、在宅生活を継続しています。当初はHさんも気を遣って、自分の想いを周囲の支援者に表現できず、支援者もHさんの真意をしっかり確認できていなかったため、結果的に認識のズレが生じていたのです。

このように、認知機能の低下に伴い、語彙力なども低下して複雑な会話が難しくなります。その分、コミュニケーションをていねいに重ねる必要があります（**表4**）。また、その場では納得してもそのこと自体を忘れてしまうこともあるので、本人の署名入りで文書などを残しておくといった工夫が効果的な場合もあります。

表3　介護サービスの利用を拒否するHさん

年齢・性別	・80歳代、男性
家族構成など	・妻は10年前に他界、息子とは疎遠
診断など医療情報	・高血圧の治療で15年ほど前から近所のクリニックに通院していた ・半年前にアルツハイマー型認知症と診断された ・変形性膝関節症などもあり、要介護1の認定を受けている
支援依頼の経緯	・介護支援専門員からデイサービスの利用を促しても拒否が強い。以前に2か月ほどは利用したが、最近は拒否的
困りごと（誰が・何に）	・介護支援専門員：サービス利用拒否

表4　会話や支援サービスの利用勧奨における対話のポイント

- 相手の表出をゆっくり待つ（相手の表情変化をよく確認する、取り繕わずにすむような安心の雰囲気）
- 短文で簡潔・明快な説明
- 話題や重要な点は目の前で紙に書く
- 話題を頻繁に変えない
- 説得より納得（一方的な提示・説得ではなく、本人の困りごとなどに即してていねいに説明する）
- 合意内容を残す（本人の署名と笑顔の写真）
- 契約などは複数人で複数回意向を確認
- 介護サービスなどの必要性に対する拒否は、拒否したい気持ちやその背景を探る

支援者がよかれと思って提示したサービスも、本人があまり納得していない場合は継続しません。本人が困っていることをできるだけ聞き出し、そこにアプローチすると支援が比較的スムーズです。「要介護1が出たから、とりあえずデイサービス」というステレオタイプな発想はよくありません。

［具体的な困りごとへの対応と工夫］

日々の生活において、認知機能が低下することでさまざまな障害が生じます。ここでは、認知機能の低下に伴って生じる服薬と金銭の管理、更衣動作について具体例をもとに、生じる問題と対応方法について紹介します。

1．認知機能低下による服薬管理の困難さ

服薬管理には記憶や見当識、遂行機能など、さまざまな認知機能が必要となるため、軽度の認知機能低下でも困難になります（図2、3）。服薬すべき種類や頻度、服薬期間、さらにはその薬剤の形状や管理の方法など、服薬管理は個別性が高いものです。また、その薬の必要性を本人がどの程度感じているかといった要素も影響します。

そのため、対象者の残存している認知機能や周囲の物理的・人的・制度的な環境などを上手く組み合わせて服薬管理の支援を検討していく必要があります。

図4はアルツハイマー型認知症の人に対する服薬管理の工夫例です。

もともと服薬管理をていねいに工夫していた場合はその習慣があるため、遂行機能などの認知機能低下に応じて一包化するなどの工夫で、飲み続けることが可能な場合もあります（図4）。しかし、見当識や記憶が低下すると、管理は難しくな

図3　夫婦で認知症と診断され、服薬管理が困難になった

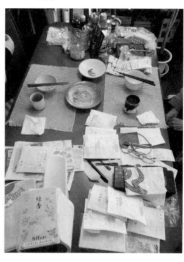

夫婦で認知症と診断された人の自宅。二人とも「薬は飲めているので大丈夫」と言っていたが、実際は管理できておらず数百錠の残薬が山積みになっていた。

図2　服薬管理は軽度の認知機能低下でも困難になる

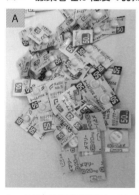 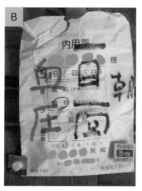 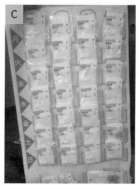 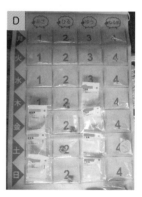

A：大量の残薬が混在しており、自分でも管理できないままになっている。
B：内服薬が1種類でも、何の薬剤でいつ飲むのかがわからなくなる。本人は忘れまいと袋に書くが、結局は飲み忘れる。
C：一見すると整理されているようだが、まったく正しくない。
D：Cの状態を正しく並べ替えたもの。服薬カレンダーを利用していても、認知機能の低下によりかえって混乱の原因になる場合もある。

山口晴保，山口智晴 編著：依頼からアセスメントそして対応．認知症の本人・家族の困りごとを解決する医療・介護連携の秘訣－初期集中支援チームの実践20事例に学ぶ－．協同医書出版社，東京，2017：56より引用

図4　認知症の進行に応じた服薬管理の例

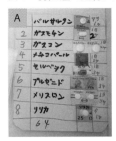 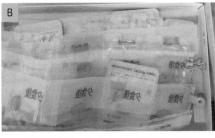 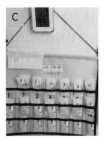 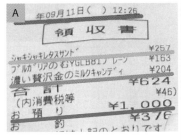

A：もともとは薬の飲み方の一覧表を自分で作成するほど几帳面であった。
B：複数のクリニックを受診していたため、各医師と相談して最低限の薬剤としてもらうようにした。また、一包化することで管理しやすくなるが、それでも見当識や記憶、遂行機能などが軽度に低下するだけで自己管理は難しくなる。
C：服薬カレンダーと日付表示機能付き時計を使用した例。ポイントは曜日の記載がない（日付のみ記載）カレンダーで、時計も日付表示が大きいものを選択した。
D：日付は毎日の新聞で確認することができるので、カレンダーに薬剤を貼り付けた例。

図5　財布の中身でわかる認知機能の低下

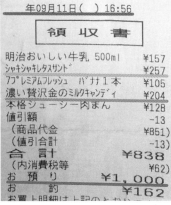 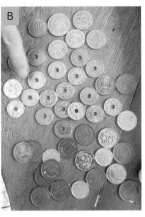

A：同日の午後にまったく同じサンドイッチとキャンディを購入している。また、いずれの会計でも小銭で対応できずに千円札で支払いをしている。
B：会計の際は、常に使いやすい額面（お札など）で支払いをするため、財布の中は小銭だらけになってしまう。ちなみに、この人の財布には50円玉が18枚あった。

るため、日付表示機能付きのデジタル電波時計やカレンダーの活用などを工夫します。見当識が低下するとカレンダーは利用が難しくなりますが、数十年来欠かさずに新聞を毎朝郵便受けから取ってきてリビングに置く習慣のある人では、新聞とカレンダーで管理できていました。

このように、本人の習慣を活かすのも一つの方法です。

2．認知機能低下による金銭管理の困難さ

金銭管理も服薬と同様に認知機能が低下することで困難となります（**図5**）。お金は安心した社会生活を送るうえで非常に重要なものですので、

お金に対するトラブルや不安感は、お金に対する執着や盗られ妄想、家族間のトラブルに発展することもあります。そのため、特に初期から中期の段階で多く相談を受ける困りごとです。また、本人からの相談は比較的少なく、家族からの「詐欺被害に遭うのではないか？」という心配や「盗られた」と誤解されることへの困惑、金融機関からの「通帳を何度も再発行する」「窓口での対応が困難」といった相談が多くみられます。

金銭は、その性質からも他人が管理しにくいもので、トラブル予防の観点からも公的な支援を利用することが望ましいです。しかし、成年後見制度は権利擁護という観点からはよいですが、資産

が少ない人や日々の支援を必要としている人には使いにくさがあり、手続きも少し煩雑です。一方、日常生活自立支援事業は、通帳などの保管や日常生活に必要な事務手続き、金銭の出し入れや支払いなどの対応が可能なため、対象者によっては非常に便利な制度であるものの、高額な資産がある人や判断能力が著しく低下している人は利用が難しいなどの制約もあるので、対象者の状況に応じた利用が必要です。また、近年では福祉型家族信託といわれる民事信託も、各制度の限界を補う一つの選択肢として注目されています。

なお、本人の同意のうえで娘が通帳とキャッシュカードを預かっていたものの、本人がそれを忘れて、娘や息子の携帯電話だけでなく、子ども達の職場にまで「通帳を盗られた」と訴えた人がいました。そこで、息子に協力してもらい、本人と息子が笑顔で通帳を持っている写真と残高が記されたページのコピーとともに、「通帳は息子に預ける」という本人の自筆コメントを一緒にまとめ、本人の見えるところに貼り付けたことで落ち着いた人もいました（図6）。

お金に関することは、特に個別的な対応と工夫が必要です。

3．認知機能低下による更衣の困難さ

更衣動作は、認知症でも比較的進行するまでは自立できる動作と思われがちですが、高度な認知機能と身体機能を必要とするため、比較的初期の段階から支援が必要になります。

そもそも服を着るのは、寒暖差に対応する体温調整や外的な危害から身を守るといった理由のほかにも、社会性、装飾性などさまざまな理由があります。つまり、服を着るという動作だけでなく、季節感やその場面にふさわしいかといった判断も必要となります。

しかし、アルツハイマー型認知症では、初期段階から見当識の低下やアパシーなどにより、「おしゃれだった人が着替えを面倒くさがる」「季節にそぐわない服装をする」といった場面がみられることがあります。この場合は、季節に応じた衣類のみを見えるところに並べて選択しやすくするな

図6　同意のうえで預けても、そのことを忘れてしまうときの工夫

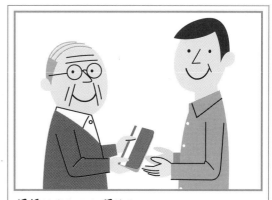

```
通帳はタケシに預ける
残高は●●万円あります        ○年△月×日
```

本人が同意したうえで家族に通帳を預けてもそのことを忘れてしまう場合は、本人と預かる人（この例では息子）が通帳を持っている写真と「通帳は息子に預ける」など本人の自筆のコメントを一緒にして、本人の目につくところに貼った。

ども工夫の一つです。

一方で、頭頂連合野の機能が低下してくると、衣類の形状を認知することが難しくなり、着衣失行のような症状がみられます。特に、若年性認知症では、比較的初期段階から症状がみられる場合があります。また、注意や作業記憶が低下すると、更衣の途中で動作が中断することもあります。その場合は、本人が混乱しないような動作方法や環境調整も必要になります。

アルツハイマー型認知症の70歳代の女性は、更衣動作に混乱して30分かかっていました。周囲の人たちは、よかれと思って「違うよ、右だよ。袖をよく見て！」などと口頭で指示していました。しかし、失行症状への言語指示は余計に混乱をまねき、混乱すると動作が中断し注意がそれてしまうので、次第に行為の目的を忘れてしまいます。結果的には、脱いだ服に目がついて再度それを着てしまうのです。さらに、混乱した本人が家族に対して「うるさい」と大声を上げ、それをきっかけとして家族とケンカになることもありました。そこで、**図7**のような用紙を作成し、家族・介護者等にみせることで、かかわり方の統一と環境調整を行いました。その結果、5分で着替えができ

図7 更衣動作獲得に向けた説明用紙

更衣動作練習のご報告

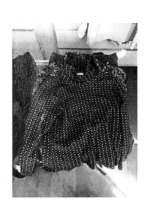

〈できていること〉
- 服をいったん広げて前後左右の確認
- 上から順番に服を着る
- 1枚ずつであれば正しく更衣

〈混乱するポイント〉

視界に入ったもので反射的に行動が切り替わる

- 着る順番でない物は、いったんベッドに置いてしまい、重なってぐちゃぐちゃになり順番がわからなくなる
- 着るべき服の上に脱いだパジャマを置いてしまい、またパジャマを着てしまう
- ズボンを脱いだら失禁に気づき、気をとられてしまう
- 棚を見ると、メガネを置く行動に切り替わってしまう

〈お着替えのポイント〉
着替えをガラステーブルの上に、着る順番に広げて重ねて準備する
パジャマを脱ぐところまで見守り、脱いだパジャマを預かる

山口智晴，黒沢一美：認知症に対する訪問リハビリテーション医療．Jpn J Rehabil Med 2018：55（8）：673より引用

るようになりました。

「易怒性」という用語だけを切り取れば、周囲の支援者がやさしく声かけをするといった心理・社会的なアプローチが対応方法としてよく挙げられます。しかし、この例のように、本人が怒り出してしまう背景が、生活行為の障害や周囲のかかわり方がきっかけとなることもあります。怒る背景を分析し、本人と家族が穏やかに過ごせる方法を一緒に考えることで解決策がみえることもあります。

引用文献

1. 山口晴保，山口智晴 編著：依頼からアセスメントそして対応．認知症の本人・家族の困りごとを解決する医療・介護連携の秘訣－初期集中支援チームの実践20事例に学ぶ－．協同医書出版社，東京，2017：27-69.
2. 山口智晴，黒沢一美：認知症に対する訪問リハビリテーション医療．Jan J Rehabil Med 2018：55（8）：669-673.

再入院しない在宅ケア・入院したときのケア（身体拘束しないケア）

小池彩乃

再入院を防ぐためのチームづくり

　疾患をもつ認知症高齢者は、退院後の生活において、食事や水分制限管理不足、内服忘れや通院の自己中断など、治療が継続できなくなることがあります。また、疾患を自覚しづらい、自覚しても言葉で伝えることが難しいことから、入院したときには重症化しています。認知症高齢者が入院した場合、絶食や薬物投与などの治療による大きなストレスで、せん妄やBPSDの発症につながります。さらに、点滴やドレーンの自己抜去に至り、治療が十分されないまま退院を余儀なくされ

ることがあります（表1）。それにより、自宅に帰っても病状が悪化し再入院を繰り返します。再入院を繰り返さないためにも、短期で治療し、退院指導を工夫することが重要になります。

表1　疾患を抱える認知症の人に生じやすい問題

①病気であることが認識できず、治療・ケアに対する理解や協力が得られにくい
②時間や日付の見当識障害により、医師の指示どおりに内服できない
③記憶障害により内服を忘れてしまう
④せん妄やBPSDの出現により治療の継続が困難になる
⑤複数の疾患を抱えていることや、加齢により疾患に特徴的な症状が不明瞭になることから重症化しやすい

事例 1　自宅で治療が可能な体制づくり
Ｉさん、80歳代、男性。心不全増悪、アルツハイマー型認知症、要介護2

1）多職種連携で行う、再入院を未然に防ぐアプローチ

　Ｉさんは入院するたびに、「家に帰りたい」と訴え点滴の自己抜去を繰り返すなど、せん妄やBPSDの症状が出現していました。そこで、なるべく負担なく治療にのぞめる方法を考えました。日中は病院で看護師の見守りケアを受けながら点滴を行い、夜間は家族の協力を得て自宅に帰り、安心した場所でぐっすり眠っていただき、翌朝病院に帰院するというケア介入を行いました（医師の外泊許可あり）。Ｉさんは終日穏やかに過ごすことができ、1週間の点滴治療を無事終えて早期に退院できました。

　しかし、Ｉさんは今後も入退院を繰り返すこと

が予測されました。そのため、在宅療養中の身体症状悪化を未然に防ぎ「入院させない体制づくり」が重要になることを、医療ケアチームで認識しました。退院前に医師、看護師、医療ソーシャルワーカー、介護支援専門員等とＩさんのケアプランについて話し合いを行い、デイサービスに加え訪問看護を導入し、疾患の早期発見・対応を行うこと、訪問診療できる診療所と連携し、重症化する前に外来通院または訪問診療で対応できるよう療養環境を整えました（図1）。

　身体症状変化に合わせて病院・在宅チームで繰り返し話し合いを行い、家族にも協力を得ながら、「早期退院」をめざします。

2）Iさんと家族の生活習慣に合わせた自己管理方法を考える

同じ敷地内に住むIさんの長男から「自宅で最期まで過ごさせてあげたい」とお話しがありました。しかし、認知機能の低下から、水分制限や服薬の自己管理はIさんには困難であることが考えられ、身体症状が悪化して再入院することが予測されました。長男は平日の昼間は仕事で不在とな

図1　訪問看護・訪問診療を活用して自宅で治療可能な体制づくり

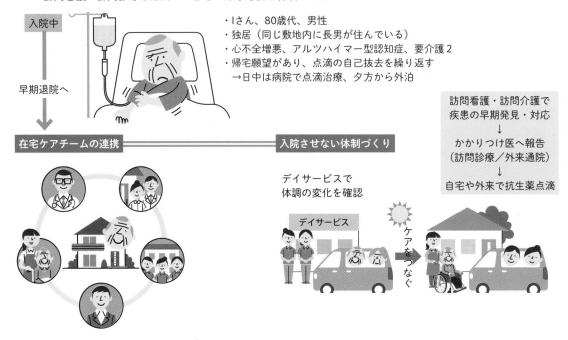

・Iさん、80歳代、男性
・独居（同じ敷地内に長男が住んでいる）
・心不全増悪、アルツハイマー型認知症、要介護2
・帰宅願望があり、点滴の自己抜去を繰り返す
　→日中は病院で点滴治療、夕方から外泊

訪問看護・訪問介護で
疾患の早期発見・対応
↓
かかりつけ医へ報告
（訪問診療／外来通院）
↓
自宅や外来で抗生薬点滴

図2　退院後の自己管理方法の内容と「Iさんの心不全リーフレット」

【自己管理の内容】
①服薬管理：1日1回（朝）の一包化にし、Iさんがわかるようにカレンダーに貼り付け、長男家族が交代で毎朝確認に行く
②水分制限：Iさん自身が飲んだ量を把握できるように、1日の摂取量を500mLのペットボトル2本と決める
③デイサービス利用時に体重、血圧測定、浮腫の有無などの体調変化を確認してもらえるよう依頼する

【Iさんの心不全リーフレット】

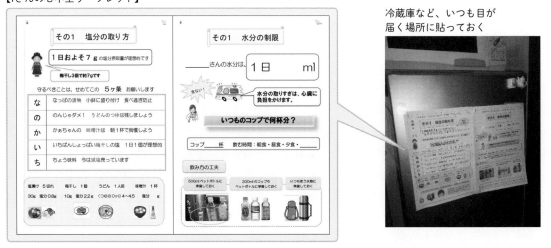

冷蔵庫など、いつも目が届く場所に貼っておく

るため、退院後の自己管理は、Iさんあるいは家族が簡単に行えるような内容に限定しました。さらに、Iさんや家族が忘れないよう、説明内容を文字と絵で示したリーフレットを作成し、居室に貼ってもらいました（**図2**）。

認知症の人は、説明しても理解することが困難な場合があります。そのため、本人の理解力の程度にあわせて、わかりやすい言葉で繰り返し説明することが大切です。また、記憶障害を補うために、決められた事項は紙に書いて目にとまるところに貼るなどして、本人のできる力を活かしていくことも重要です。

事例2 『もしかしてノート』を活用してチーム・介護者・家族等で情報を共有
Jさん、80歳代、女性。尿路感染症、レビー小体型認知症、要介護2

1）「いつもと違う」をキャッチする

Jさんは、尿路感染症のため入退院を繰り返しています。一緒に住む夫は、Jさんの熱が出るとどうしてよいかわからず、毎回救急車を呼んでいました。

認知症の人は、語彙力が少しずつ低下してくるため、身体の不調を相手に伝えることが難しくなります（**図3**）。しかし、言葉で表現できなくても表情や行動でつらさや思いを伝えることはできます。本人とのコミュニケーションを通して、体調が良いときと悪いときの状態（活気、表情、言動、行動、機嫌、日常生活動作など）を把握することで、異常の早期発見につながります。本人の状態変化にいち早く気づいて対応できる環境づくりが大切になります。

そこで、Jさんの体調が悪いときの言動や行動などを、家族やサービス提供者に観察してもらい、情報共有するための『もしかしてノート』の作成を行いました。『もしかしてノート』にはJさんの表情・行動に合わせて予測されるニーズを記載し

図3　表情や行動から本当のニーズをくみ取る

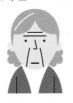

・Jさん、80歳代、女性
・夫と二人暮らし
・尿路感染症、レビー小体型認知症、要介護2

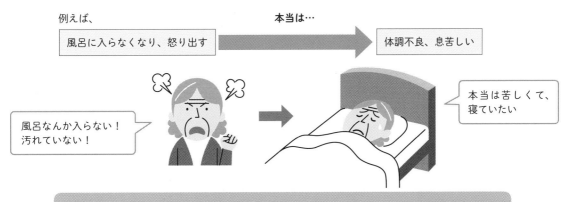

認知症の人は、語彙力が少しずつ低下してくるため、身体の不調を相手に伝えることが難しくなる

例えば、

| 風呂に入らなくなり、怒り出す | 本当は… | 体調不良、息苦しい |

風呂なんか入らない！汚れていない！

本当は苦しくて、寝ていたい

普段のコミュニケーションを通して、体調が「良いとき」と「悪いとき」の状態を把握する
→異常の早期発見につながる

ました（**図4**）。Jさんは、体調が良いときは冗談を言って笑顔で話しますが、体調が悪いときは表情が硬く機嫌が悪くなる、夫に対しての口調がきつくなる様子がみられました。また、その際は「息切れ」や「痰がらみ」がみられ、「じっとしていられない」などのBPSDが目立つこともあるようでした。夫には、Jさんの様子がノートに記載してある状態になったとき、訪問看護師へ連絡してほしいことを伝えました。その結果、かかりつけ医に早めに受診できるようになりました。

Jさんの言動や行動には、「息切れ」「喘鳴」「喀痰」「食事摂取量の低下」などのようにキャッチしやすいものもあれば、「何か活気がない」「周囲への関心減退」など、夫の判断ではとらえにくいものもあります。そこで、ほかの家族やデイサービス職員、訪問看護師と情報共有することで複数の観察の目が行き届くようになるため、疾患の徴候に早期に気づき、入院する頻度の減少にもつな

がります。

この『もしかしてノート』は特別に作るのではなく、いま使っている血圧手帳や糖尿病手帳などのメモ欄を活用してもよいでしょう。

2）水分摂取を促すケア

尿路感染症を予防するためには、日ごろから十分な水分摂取を行うことが必要です。しかし、高齢者は喉の渇きを感じにくく、「トイレに行きたくないから」と遠慮して水分を控える傾向があります。そのため、本人が飲みたいときにタイミングよく飲めるよう、コップに飲み物を入れて手の届くところへ準備しておきます。また、認知症をもつ人は甘味を好む人が多く、お茶は飲まなくても、なじみのある甘いジュースやゼリー飲料ならゴクゴク飲める人もいます。どのような飲み物を好むかいろいろ試してみましょう（**図5**）。

図4 『もしかしてノート』の活用

家族・在宅スタッフ・病院スタッフでいつでも共有
「みなさん、気づいてください！　Jさんはこんなとき、こんな発言をすることが多いです」

一見つながらない言葉を話しているようでも、途切れ途切れの言葉のなかにヒントが隠されている

《発言・行動》こんなとき・こんな発言・行動します
「おーい、おーい」と叫ぶ → 誰かに気づいてほしいです
「帰りたい」→ 居心地が悪く、落ち着かないです
「おなかがすいた」と眉間にしわ → お腹が痛いです
股をおさえ、さすっている → 尿や便が出ています

図5 本人の機嫌に合わせて、タイミングよく提供

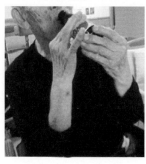

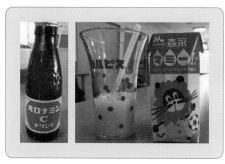

お茶や水を飲まない場合でも、甘い飲み物なら飲みやすい場合がある。どのような飲み物を好むか、いろいろ試す。

［入院したときのケア（身体拘束しないケア）］

　認知症の人は、治療によるストレスから何とか逃れようとして、点滴や尿道留置カテーテル、酸素マスクなど身体についている管を外したり、安静度を守れずに何度も起き上がるなど、スタッフにとって「困った行動」が生じます。

　治療の継続や医療事故防止のために、予防的な身体拘束が選択されることがあります。しかし身体拘束は、認知機能低下に影響を及ぼすだけでな

く、治療の長期化やADLの低下につながります。日ごろから、カンファレンスなどの機会を通して「本当にミトンが必要かな？」「昼間はつなぎ服をやめてみよう」など、身体拘束を減らすケアを考えてかかわることが大切です。少しの工夫で「縛らないケア」につなげましょう。

1）点滴やドレーンの自己抜去予防の方法（図6、7）

　認知症の人は入院している理由を理解することが難しいため、点滴が何だかわからず「これは何

図6　点滴を抜いてしまう場合の工夫

内頸静脈からのCVC挿入に対する工夫

薄手のタートルネックを着せると首元を気にせず過ごすことができる。

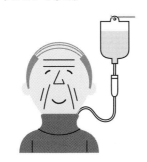

農業をされていた人は、首にタオルを巻いておくと落ち着き、首元を触らずに過ごすことができる。

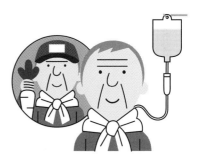

点滴ルート・刺入部への工夫

点滴刺入部に包帯を巻いて隠したり、「大切なお薬です」と書いたシールを貼って表示する。

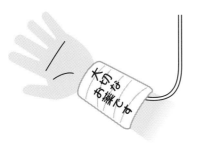

点滴ルートを衣類の襟元から出して、視界に入らない位置に点滴台をセットし、「点滴中」などと書いた紙を本人が見えるように貼っておく。

点滴中
です

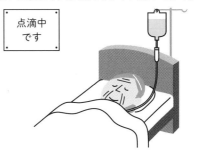

図7　膀胱留置カテーテルへの工夫

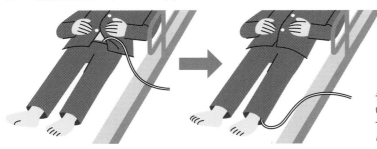

チューブをズボンの上から出していると手で触れやすく気になるので、ズボンの裾から出して気にならなくなるように工夫する。

だろう」と視界に入るライン類が気になって触ったり、かゆいと感じてテープをはがしたりします。また、説明しても短期記憶障害のために点滴していることを忘れたり、病棟をうろうろと動き回って看護師の目が離せない人も多いです。しかし、図6や図7に示すような少しのアイデアで、身体拘束をせずに点滴やカテーテル留置をすることが可能になります。

2）「家に帰ります」と繰り返し訴え、落ち着かない

認知症の人は、自分がいる場所がわからないことや、見ず知らずの人に囲まれている不安から「早くここから逃げ出したい」「安心できる家に帰りたい」と感じています。本人の言葉の裏にある思いをくみ取ろうとする姿勢が大切です。室内に、本人にとってなじみのあるもの（家族の写真、普段使っている毛布や枕など）を置き、安心できる居場所をつくることや、こまめに患者とのかかわりをもち、なじみの関係をつくることが大切です。

患者との会話では、否定せず、視線を合わせて、笑顔で接することで安心感につながり、落ち着いてコミュニケーションをとることができます。

表2、3に、具体的なコミュニケーション方法の例を挙げます。

表2　効果的なコミュニケーション方法

【ポイント】①話を否定せず、不安であることを十分理解・共感を示す
②説得は無効、問い詰めたりしない→不穏になるにはそれなりの理由がある（苦痛・錯覚・幻覚からくる恐怖）

良い例		悪い例	
「職場にいる気がするんですね。ここは病院なので不思議ですね」	共感＋穏やかな訂正	「どうぞ、お仕事続けてください」	助長
「変なものが見えると不安になりますね」	共感・安心	「そんなところに何もありません！」	強い否定
「管が気になりますね。邪魔でごめんなさい」（さりげなく、目につかないように工夫する）	共感＋安全確保	「この管は大事なので、触っちゃダメですよ！」「さっきも言いましたよね、覚えていませんか？」	説得／問い詰め
「今日は何日、何時ですよ」「ここは○○病院の２Ｂ病棟です」「あと30分でお昼ごはんですよ」「これからガーゼ交換をしますね」	見当識／安心	「はいはい、夜ですよ」（夜と勘違いしているのに対して）「動かないで！」	助長／何をされるかわからず不安

表3　共鳴型コミュニケーション

①看護師は認知症高齢者の真意に近づくため、自分自身の波動を広げる
②看護師はアンテナを高く張り巡らせ、対象者から発信されるわずかなネガティブ波動を感じキャッチする（怒り、不安、悲しみ、恐れ、眉間のしわ、攻撃的な言葉など）
③絶え間なく発信される言葉と感情のネガティブ波動を全身全霊で受けとめる
④真意として考えられる仮説を立てる
⑤相手の不安や怒りの感情を受けとめつつ、ポジティブな言葉に変換し、笑顔で伝える
⑥人生の軌跡をたずね、その人ができる役割を見つけ出す
⑦ポジティブ波動が伝わったか、対象者の反応を観察し、繰り返す（笑顔、喜び、安心、悲しみ、満足、誇り、感謝など）

小池彩乃，内田陽子：認知症の行動・心理症状（BPSD）をもつ高齢患者に対する共鳴型マッサージ手浴の効果．日本認知症ケア学会誌 2019；18（3）：663より引用

在宅での日課を取り入れて、身体拘束しないケア

Kさん、80歳代、男性。胆嚢炎、アルツハイマー型認知症、要介護3

Kさんは、入院初日から夜間せん妄・BPSD悪化を生じ「家に帰るんだ」「やめろ」など大声を出していました。点滴の自己抜去、酸素投与も継続できず目が離せないため、家族が終日見守りをしていました。

ある日、Kさんが、看護師に対して「どうだい、一杯やろう」「今日も旅館に泊まるの？」と話してきました。

1）在宅で行っていた日課を病院でも取り入れる

後日、Kさんが話されたことを家族に尋ねると、Kさんは晩酌が日課だったことから焼酎の空瓶に

水を入れて飲んでいたこと、ショートステイのときはいつも旅館に泊まると思っていたことがわかりました。また、家族の話から、Kさんはこれまで仕事一筋の人だったこともわかりました。

そこで、カンファレンスでKさんのケア方法を検討し、**図8**のようなケアプランを立案しました。その結果Kさんは、ナースセンターで手仕事をしながら「よく働いたから、みんなで一杯やろう」と笑顔で話されました。また点滴は、手仕事に夢中になっている昼間のうちに投与することで身体拘束せず、穏やかに過ごすことができました。

図8　在宅での日課を病院でのケアに取り入れる

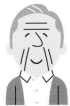

・Kさん、80歳代、男性
・胆嚢炎、アルツハイマー型認知症、要介護3
・入院初日から夜間せん妄・BPSD悪化
・点滴の自己抜去、酸素投与が継続できず目が離せない（家族の見守り）

【家族からの情報】
・晩酌が日課だったことから、焼酎の空瓶に水を入れて飲んでいた
・ショートステイのときはいつも旅館に泊まると思っていた
・これまで仕事一筋だった

【ケア方法の検討】
①日中はナースセンターで新聞やビニール袋をたたむ仕事を依頼し、看護師と一緒に仕事をしてなじみの関係を築く
②家族に一升瓶を持参してもらい、夜は旅館（の気分）で看護師と晩酌（中身は水）をすることを日課にする
③Kさんのやさしさを受け止め、気持ちが落ち着いたところでベッドへ誘導し、就寝してもらう

本人のこれまでの人生をふまえた、身体拘束しないケア

Lさん、80歳代、男性。心不全、アルツハイマー型認知症、要介護2

Lさんは、入院数日後からせん妄やBPSDが悪化し、看護師の目が離せない日が続きました。また、毎朝3～4時ごろに目覚め、ゴミ袋を気にして眠らず、「朝食はまだか！」と大声を出すため、看護師は困っていました。

1）生活歴や職業を把握してニーズを理解する

看護師は、Lさんが「仕事に行くんだ！」「黒のズボンを用意しろ！」「患者の状態はどうだ?!」などと話しているのを聞いたことがありました。

家族に生活歴や職業などを確認すると、以前は外科医として働き、夜間に呼び出しが多くあったこと、毎朝4時に起きて準備をし、朝食を食べて出勤していたことがわかりました。

そこで翌日から、起床後は黒いズボンと白衣に着替えてもらい、朝食後はナースセンターの一角にテーブルを準備して、Lさんが出勤できる環境をつくりました。さらに、Lさん用の紙カルテを作成して疑似患者のカルテ記載を依頼すると、看護師に点滴や内服の指示を出すなど、熱心に仕事

図9　生活歴や職業を聴くことでニーズを理解

・Lさん、80歳代、男性
・心不全、アルツハイマー型認知症、要介護2
・入院数日後からせん妄・BPSDが悪化
・毎朝3〜4時ごろに目覚め、大声を出す

【家族からの情報】
・以前は外科医として働いていて、夜間の呼び出しが多くあった
・毎朝4時に起床し準備をして、朝食を摂り出勤していた

かつては充実した役割があった…　　　　　　　　医師としての役割を持ち続けさせる

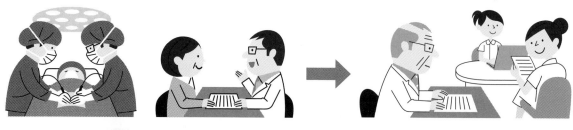

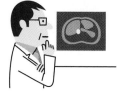

に取り組んでいました（**図9**）。また、Lさんはリハビリも拒否していましたが、「リハビリ室の患者さんの診察をお願いします」と伝えると、リハビリ室まで出かけるようになりました。白衣で過ごす時間は、かつて医師として働いていたLさんの姿であり、落ち着いて穏やかに過ごすことができました。

　このように、その人の生活歴や性格の特徴を知ることで、本当のニーズが浮かび上がります。患者のニーズに合致したケア介入は安心感につながり、落ち着いて過ごすことができるため、身体拘束は必要なくなるのです。

参考文献

1. 内田陽子：一般病棟の認知症患者　こんなときどうする？．照林社，東京，2017.
2. 山川宣：せん妄.jp フールプルーフせん妄対策．入院せん妄ガイド第2版.
   http://hey-ocha.p2.weblife.me/index.html（2020/2/20アクセス）
3. 田中志子，増田明美：身体拘束廃止のためのケアの工夫実例集〜ファーストステップ〜．日本慢性期医療協会，東京，2013.
   https://jamcf.jp/pdf/2015/0308_book_shintaikousoku.pdf（2020/2/20アクセス）

在宅療養継続できるケア

内田恵美子

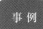

事例 **サポート環境を整え、自然な在宅療養生活が可能となるよう継続している例**
Mさん、80歳代、女性。人工肛門造設手術施行

1）訪問看護を利用した背景と生活環境（図1）

Mさんは、長年便秘が続いていたままで生活してきました。1年前に、1週間以上の便秘で腹痛があり、姪に付き添われ病院を受診しグリセリン浣腸と下剤の処置を受け帰宅しました。ところが、2日後に症状が悪化し再受診しました。再度グリセリン浣腸と摘便の処置が図られましたが、排便はなく、結局そのまま入院となりました。

入院当日の夜間に腹痛、肛門周囲痛、嘔吐があり、CT検査を行ったところ、直腸穿孔と診断されました。人工肛門造設手術を施行、骨盤内洗浄後にドレナージが挿入されました。

術後28日目にドレナージが抜管され、退院前に介護保険を申請し、帰宅直後からヘルパー利用が

図1　Mさんの訪問時生活状況と親族関係などの背景

Mさんの生活状況

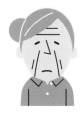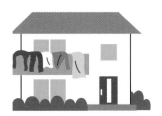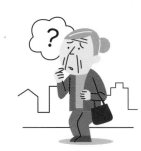

・自宅で一人暮らし
・2階建て住宅
・外出すると、家に戻れなくなる

キーパーソン：姪とその夫

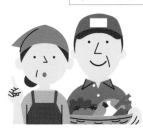

・同市内で八百屋を営んでいる
・相談、買い物、各手続きや弁当手配などをしてくれるが多忙
・週1回、Mさん宅へ顔を出す

その他：介護保険等

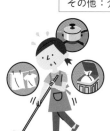

・掃除・ゴミ出し・洗濯・ガス栓の元閉めは介護保険でヘルパーを利用

姪：もの忘れがひどい、家の中は乱雑、不要な衣類や生活用品を捨てられない、服薬を忘れる、道に迷う、入浴させられない、ストーマの交換ができないので便漏れが発生する、ガスの使用で出火が心配、など
本人：風呂に入りたい、ストーマ交換はできている、姪がよくやってくれているので安心

開始されましたが、本人もヘルパーもストーマ交換を適切に対応できないため、訪問看護が導入されました。

2）認知症の診断がなくても認知機能評価を行う

初回の面接では、Mさんは食事、トイレ、入浴、着替えは用意されれば一人でできました。

1階の居間、台所、玄関、浴室は清掃され整理されていましたが、2階の1室は倉庫状態で、もう1室は衣類や家具が散乱し、ベランダの欄干には衣服が多数かけてあり整理不可能な状態でした（1階の整理・清掃は、介護ヘルパーが行う）。

時間感覚のあいまいさやもの忘れは明確でしたが、認知症診断がなかったため、「認知症タイプ分類質問票」（表1）で評価した結果、アルツハイマー型認知症の項目すべてに該当しました。加えて、「柄澤式「老人知識の臨床的判定基準」」にて軽度～中等度と判断しました。

姪に回答してもらった「地域包括ケアシステム

表1 認知症タイプ分類質問票（ADD）

| お金など大切なものが見つからないと、盗られたと言う |
| 最初の症状は物忘れだ |
| 物忘れが主な症状だ |
| 置き忘れやしまい忘れが目立つ |
| 日時がわからなくなった |
| できないことに言い訳をする |
| 他人の前では取り繕う |

山口晴保研究室. 認知症病型分類質問票43項目版より一部引用
http://yamaguchi-lab.net/?p=167

における認知症アセスメント（DASC-21）」（表2）では、合計31点以上で、遠隔記憶、場所の見当識、社会的判断力、身体的ADLに関する項目のいずれかが3点であり、「中等度認知症」の可能性ありと判定しました。

社会生活の困難性は、Mさんと同じ市内に住む姪が税金・介護保険・上下水道・お金の出し入れなどをサポートしていました。姪夫婦に世話になることを本人も喜んで受け入れており、時に姪宅へ食事に誘われることもありました。また、介護ヘルパーを利用しており、1階の整理・清掃は行き届いていました。

また、近所づき合いはあまりないようですが、トラブルなどはみられませんでした。

3）生活を支えるチームに訪問看護師が加わる ：アセスメントの開始

認知症判断の評価は、「認知症タイプ分類質問票」（表1）、「柄澤式「老人知識の臨床的判定基準」」、「DASC-21」（表2）で行いました。

生活機能の評価は「日本版成人・高齢者用アセスメントとケアプラン」（日本看護訪問財団）で行い、本人と姪、ケアマネジャーの希望（表3）を受け、看護計画立案（表4）と対応の実施がされました。

4）継続の結果

Mさんの認知レベルが急に悪化しないようサポートすることで、現在3年目を迎えました。

老化は避けられませんが、サポート環境を整えることで自然な在宅療養生活が可能となるようサポートを継続しています。

表3 Mさんと姪、ケアマネジャーの希望

Mさんの希望	●ストーマの交換はできている ●風呂に入りたい ●薬は忘れる ●汚れや穴のあいたパンツを着用していても気にはしていない（声かけをしないと着替えない）
姪の希望	●便が漏れているので、漏れないように方法を指導してほしい ●退院後2週間入浴していないので、ストーマ部分の洗い方を教えながら入浴させてほしい ●病院でストーマ交換を教わってきたがそのようにできていない ●服薬を忘れるため便が硬くなり詰まることが心配
ケアマネジャーの希望	●ストーマケア、入浴のケアとともに服薬などが自立できるよう支援してほしい

表2　地域包括ケアシステムにおける認知症アセスメント（DASC-21）（姪の回答）

	A　もの忘れが多いと感じますか B　1年前と比べて、もの忘れが増えたと感じますか	とても感じる 感じる	導入の質問（採点せず）	
1	財布や鍵など、物を置いた場所がわからなくなることがありますか	いつもそうだ：4点	記憶	近似記憶
2	5分前に聞いた話を思い出せないことがありますか	いつもそうだ：4点		
3	自分の生年月日がわからなくなることがありますか	頻繁にある：3点		遠隔記憶
4	今日が何月何日かわからないときがありますか	いつもそうだ：4点	見当識	時間
5	自分のいる場所がどこだかわからなくなることはありますか	ときどきある：2点		場所
6	道に迷って家に帰ってこられなくなることはありますか	ときどきある：2点		道順
7	電気やガスや水道が止まってしまったときに、自分で適切に対処できますか	まったくできない：4点	問題解決・判断力	問題解決
8	一日の計画を自分で立てることができますか	あまりできない：3点		
9	季節や状況に合った服を自分で選ぶことができますか	あまりできない：3点		社会的判断力
10	一人で買い物はできますか	だいたいできる：2点	家庭外IADL	買い物
11	バスや電車、自家用車などを使って一人で外出できますか	まったくできない：4点		交通機関
12	貯金の出し入れ、家賃や公共料金の支払いは一人でできますか	まったくできない：4点		金銭管理
13	電話をかけることができますか	だいたいできる：2点	家庭内IADL	電話
14	自分で食事の準備はできますか	だいたいできる：2点		食事の準備
15	自分で、薬を決まった時間に決まった分量を飲むことはできますか	まったくできない：4点		服薬管理
16	入浴は一人でできますか	見守りや声かけを要する：2点	身体的ADL①	入浴
17	着替えは一人でできますか	見守りや声かけを要する：2点		着替え
18	トイレは一人でできますか	ストーマ使用：一部介助3点		排泄
		排尿：問題なくできる：1点		
19	身だしなみを整えることは一人でできますか	見守りや声かけを要する：2点	身体的ADL②	整容
20	食事は一人でできますか	問題なくできる：1点		食事
21	家のなかでの移動は一人でできますか	問題なくできる：1点		移動

DASC：21（1～21項目まで）の合計点　59点/84点

DASC-21の評価方法資料. 粟田主一 監, 東京都健康長寿医療センター研究所 自立促進と介護予防研究チーム.

第4章　事例で解説　在宅で発生しやすい問題とニーズの対応方法・連携

表4　Mさんの訪問看護計画

【入院した機関の外科医師の紹介状】

- ・便秘症、直腸穿孔術後（S状結腸双孔式人工肛門増設術）の管理
- ・処方（アローゼン®0.5g×2袋、ノルバックス錠5mg×1錠：1日1回）の管理

【訪問看護計画】

①訪問看護師受け入れ、ケア拒否の有無、不必要物品・廃棄場所・必要処置用具と保管場所等の確認	●受け入れは良好。しかし、必要物品不足と保管物品の場所が散乱し、本人もわからない。不足しても発注は不可能。本人が探せる環境整備と物品の管理が必要 ●対応：スーパーのビニールと処置用ゴム手袋の用意を姪に依頼。空いたボックスに本人と一緒に処置用品の整理をした。必要物品の在庫を紙に書いて貼った Mさんの日々必要な処置用物品・緊急連絡先などを書いた紙 ①粘着剥離剤　　　　　⑥ハサミ ②ストーマ交換装具、　⑦油性マジック 　カッティングゲージ　⑧ティッシュ ③ゴム手袋　　　　　　⑨整理ボックス ④服薬　　　　　　　　⑩保険証・介護保険証 ⑤ビニール袋　　　　　⑪連絡先
②ストーマ交換支援	●退院時に指導を受け、本人はできると言うが、しわやたるみを伸ばして貼らない、皮膚を清潔にせず貼る、面板を貼らずにバッグをかぶせるため、便漏れやバッグ外れを起こしている。また、ストーマ周辺がやや発赤・掻痒は自覚しており、ケア拒否はない ●対応：本人の快適な状態となる入浴の際に交換することとした。緊急で呼ばれたときにはウェットティッシュで拭くだけにして、交換する手間と手順を少なくした。本人はバッグをかぶせればできたと思っているので、ツーピース型からワンピース型にし、プレカットの装具に変更してもらうよう姪に伝えるとともに、主治医へも変更を依頼した
③1日1回朝の服薬	●忘れることが多い。時間の確認、服薬の必要性が本人には理解できない ●対応：服薬確認の「7日間のチェック表（A4版）に薬を添付したもの」を作成したが、飲み忘れた薬が貼りついていた。週3回の訪問看護時とヘルパー訪問時のチェックで週5日の服薬は確実となったが、土・日の服薬ができず、姪に土・日に電話を入れるようサポートを依頼し継続した
④入浴の自立	●自宅の風呂の使用が可能 ●対応：入浴前に温度と湯がこぼれないようナースが準備し、シャンプー・リンス、タオル、着替えなどの用意は本人と一緒に行う。手の届かない部分の洗浄の介助、ストーマの洗浄方法を複数回支援した。徐々に入浴前準備は本人が行い、フォローの部分を少なくできるよう継続している
⑤食事・水分の確保	●食品は姪が営む八百屋から野菜や果物を持ち込み、冷蔵庫や台所に保存。飲み物や乳製品はヘルパーが購入。昼食と夕食は宅配弁当を利用。食器は自分で洗える ●対応：大きな偏食はしていない。水分不足になっていないか、飲み物や宅配弁当の汁物をチェックし、お茶など多めに摂取するよう声かけを行う
⑥運動の確保（ADLやIADLの低下予防、腸の蠕動促進）	●対応：ポットの水入れ、ゴミ出し（ヘルパーが確認）。2階の衣類干しは無理にやめさせず、1日に何回か階段昇降することはリハビリになると褒める。風呂場・台所の整理、ガス栓のチェックはヘルパーが実施。転倒に注意し、本人のできる範囲で行うことで悪化予防を図った

〈在宅継続のコツ〉
①自宅での処置は本人の快適な状況になる入浴時に行う
②本人でもできる簡単な装具にする
③できることは無理にやめさせず、「本人のリハビリになる」とケアする側が考え方をポジティブに転換する

認知症エンド・オブ・ライフケア

島内　節、内田陽子、戸谷幸佳

エンド・オブ・ライフケアの国内外の動向と課題

1. 北欧諸国をはじめとした世界的なエンド・オブ・ライフケアの取り組み

わが国では、世界に類をみないほど高齢化が進行し、2025年以降は多死社会となると予想されています。その一方で、少子化に伴って労働人口は減少しており、ケアをする側の人口の確保は困難な状況が続き、さらに深刻化する可能性があります。2030年には、47万人が死亡場所を確保できないと予測されました[1]。

わが国における多職種在宅ケアは、2000年の介護保険法から施行されましたが、先進諸外国では35年以上前から、エンド・オブ・ライフケア（end of life care：EOLC）を含めて多職種在宅ケアを国策として取り組んでいます。例えば北欧諸国では、1900年代から在宅ケアを中心（高齢者ケア施設を含めて）として、さまざまな制度改革・多職種の専門職教育とチームケアを実施しています。

また、イギリスでは2005年に意思決定能力法を制定し意思決定支援が強化されてきました。病院併設型ホスピスやデイホスピスを拡大し、症状コントロールが困難なときのみ、数日間、一時的に利用できる臨終の短期利用システムがあります。

スウェーデンでは、2001年にマルチ（多様な）プロフェッショナルケアで24時間ケアにあたり、予想される死においては看護師によって死亡確認書が作成され、その後医師による死亡診断書発行という流れの看護師の緩和ケアオンブズマン制度があり[2]、意思決定ガイドライン[3]も整備されています。

デンマークでは死亡予測診断後6か月間は家族休暇がとれ、その家族に給与支給があります。また、アメリカ合衆国ではホスピスケア（エンド・オブ・ライフケア）と緩和ケアを医療制度上区分し、それぞれのアウトカム評価指標が使われています[4]。

医療費が非常に高額のアメリカ合衆国、また公費の北欧諸国やカナダでは、6か月以内に死亡するであろうという医師の診断書が出ると、在宅ケアをベースにして医療・介護・福祉サービス時間の延長・頻回訪問・24時間付き添いケア・入所・入院も無料（北欧諸国やカナダでは保健医療福祉ケアは税金による公費負担）となります。

WHO[5]や世界の緩和ケア学会[6,7]などは、国際的に「人権としてのエンド・オブ・ライフケア」を重視し、各国政府に国の責任で人権問題として緩和ケアとエンド・オブ・ライフケアに取り組むよう提唱しています。

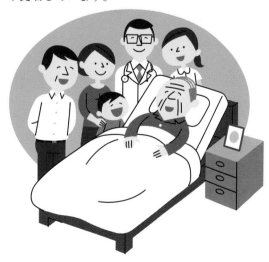

2. エンド・オブ・ライフケアができる場所の確保に向けて、私たちにできることは何か

先進諸国では人口の高齢化に伴って認知症高齢者の増加、その人々のエンド・オブ・ライフケアが増大しています。

また、認知症高齢者の独居者と高齢世帯も増加するため、エンド・オブ・ライフケアを受ける場の確保ができないことも予測されます。

このような状況が容赦なく迫る時代に先がけて、私たちケアの専門職は何を考え、何を身につけるべきでしょうか。

[エンド・オブ・ライフケアの理念と目的]

日本エンド オブ ライフケア学会では、すべての人に、人権として、その人のLife（生命・生活・人生）の質と価値を高めるエンド・オブ・ライフケアを実現するため、理念・目的として「人権としてのエンド・オブ・ライフケアの具現化」と「市民と多様な分野のケア実践者・教育者・研究者の参画と協働」を掲げています。

特に人権を重視した、態度と行為をもって尊厳を保てるケアをすることは、国際的に中核となるケア理念となっています。しかし、多死社会を迎えるわが国では、専門職がケアとして何をするために、何を学ぶだけではすまされない社会状況や家庭環境があります。また、ケアを求める国民もエンド・オブ・ライフケアの制度やケアについて知る必要と権利があります。そこで専門職は、市民と一緒に打開方法を時代に合わせて考え、賢く選択しなければなりません。

エンド・オブ・ライフケアが大きな社会問題になっている状況から、専門家にとっては世界的な理念や目的の変遷、病態の知識やケア技術、ケアのエビデンス、エビデンスの活用方法を学ぶ態度が求められます。

死は個人のものであると同時に家族・親族・友人・知人等共有のものでもあり、社会的・文化的価値や意味をもつものです。したがって、これらを含めたケアが必要になります。

[死への経過パターンを予測したケア]

疾病の性質による死への経過パターンは、大きく4つに分けられます（図1）。これらのパターンに合わせてケア計画の立案や予防・悪化へのケア、死の時期予測がある程度可能になります。

認知症高齢者の場合のエンド・オブ・ライフケアはフレイルパターンが多く、次いで臓器不全パターンが多いと考えられます。これは、認知症高齢者のケアの特徴として重要です。

[アドバンス・ケア・プランニングと関連用語の意味、ケアへの活用]

アドバンス・ケア・プランニング（advance care planning：ACP）は、上述の動向をふまえて厚生労働省から次のように提言されています。

「現在の病気だけでなく、意思決定能力が低下する場合に備えて、あらかじめ、終末期を含めた今後の医療や介護について話し合うことや、意思決定ができなくなったときに備えて、本人に代わって意思決定をする人を決めておくプロセスを意味している」[9]

この「話し合い」は、入院のたび、または在宅においても繰り返し行い、そのつど文書として残すとよいでしょう。

リビング・ウイル（生前の意思）を明示したものや事前指示書は、病気のある・なしにかかわらず、いつかは判断ができなくなることを想定し自分自身の人生の終末期には、このようにしてほしいと希望を述べておく書類なので、特定の医療施設や介護施設を想定しているものではありません。

一方、アドバンス・ケア・プランニングにより作成される文書は、本人が家族をまじえて、当該の医療職や介護提供者と話し合った結果作成される書類であり、当該医療施設や介護施設にとっての事前指示書に該当します。当然のことながら、患者本人のリビング・ウイルをこの文書のなかに盛り込むこともでき、作成した内容を施設側に渡すことができます。

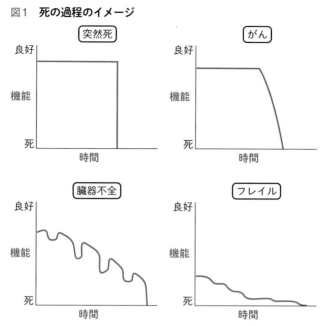

図1 死の過程のイメージ

関口健二：Japan Gerir Soc JPMD12212007, 2017より改変して引用

　オーストラリアでは「Advance Care Directive（事前ケア指示書）」といって、患者が医療者と話し合うことによりあらかじめ想定できることはリビング・ウイルで意思表明しつつ、自らが決定できなくなるときに備えて、代理人を定めておくことができる法律が施行されています。

　わが国では、2018年に厚生労働省が「人生会議」と称して、『人生の最終段階における医療・ケアの決定プロセスに関するガイドライン』において、アドバンス・ケア・プランニングの概念が導入されています。本人の条件変化などによって意思は変化しうるので、医療・ケアの方針を繰り返し話し合うこと、本人が自らの意思を伝えられない状態になる前に本人の意思を推定するものについて、家族等の信頼できるものを前もって定めておくことが重視されています。このガイドラインは法律ではありませんが、アドバンス・ケア・プランニングのプロセスにおいて作成された書類は、当該の医療機関や介護施設に対してはリビング・ウイルや事前指示書としての効力を発揮し、本人の意思は十分尊重されます。これは、在宅ケアについても同様と考えらます。また、医療介護職等も、このガイドラインに沿って本人の意思に従ってエンド・オブ・ライフケアをしていれば、訴えられるような問題にはならないと考えられています。

　アドバンス・ケア・プランニングは、アメリカ合衆国やヨーロッパ諸国で先行して日常的に広く実施されています。わが国では遅れて提唱され、医療職のなかで先行し拡大しつつありますが、近年では介護現場でも少しずつ共有化されつつあります。

（島内　節）

認知症の人への在宅での エンド・オブ・ライフケアのイメージ

島内らは、在宅におけるエンド・オブ・ライフケアパスを開発し、特許を取得しています（特願2006-299700）。それをもとに、筆者が認知症版の原案を作成しました（**表1**）。

認知症だから意思の確認ができないのではなく、本人に何度も語りかけ、片言やつじつまの合わない話、不明確な表情のなかからでも意思を推測して、それを本人に確認します。そのような、毎日の根気のあるコミュニケーションの積み重ねで、本人が望む最期の生活が実現できます。基本的ニーズの援助を行い、疼痛管理、心理面でのサポートを行っていきます。また、疼痛評価にはAbbey Pain Scaleなどがありますが、これは本人の表情などで評価します。

エンド・オブ・ライフケアの評価の主な軸は、本人の快適さの保持、症状緩和、満足度です。認知症であっても微笑みは最期まで残ります。認知症の進行により、家族や介護者、訪問看護師や訪問介護職員等は振り回され、疲弊することでしょう。しかし、最期の本人の微笑みですべてを受容でき、認知症であっても住み慣れた自宅での生活を支えられたことへの満足感につながります。

（内田陽子）

表1　認知症の在宅エンド・オブ・ライフケアパス（案）

ケアニーズ	ケアプラン	アウトカム（成果・目標）
本人の意思決定	□何度も本人に語りかけ、望みや意思を言語だけでなく非言語（表情・行動）でも、その都度確認する	□本人の嫌がる行動はみられず、おだやかな表情でいられた
基本的ニーズの援助	□日常生活全般のケア（家事、身体介護を自立度に応じて行う） □排泄の援助（下痢、便秘、失禁）を本人の自尊心を傷つけない方法（おむつ、ポータブルトイレ、便・尿器）で行う □睡眠と終末期せん妄の観察をし、せん妄に対する適切な処置を行う □気分がよいときは活動（散歩など）を促す □なじみの物、大切にしてきた物、写真を本人の目のつくところに置き、話を聞く	□食事、排泄、睡眠、活動などの全般的な基本的ニーズを満たすことができた □排便の苦痛は軽減できた □終末期せん妄が軽減できた □本人が望む活動ができた □本人が自分の人生を語ることができた
ケア体制	□往診医、訪問看護を決定する □24時間体制で在宅での看取りチームをつくる □サービスを加えたり、連携調整を行う □サービスメンバーが本人となじみの関係をつくる □本人・家族が望む医療処置、延命治療、入院についての意思を言語化しチームで共有	□本人や家族のニーズをチームで支えることができた □本人の希望する場所で最期を迎えることができた □本人が望む医療やケアを受けることができた □本人が周囲の人へ笑顔や感謝の意を表現できた
疼痛	□表情や行動、訴え等で疼痛をアセスメント □医療機関に受診、往診で適切な薬の処方 □適切な時間に鎮痛剤を服用できるよう服薬管理体制を整えた	□本人の表情がおだやかであった □介護する側も痛みが負担に感じるものでなかった □誤嚥せず鎮痛剤を服薬できた

疼痛以外の症状緩和	□呼吸が楽になるよう体位を工夫 □下痢・失禁時、適切な薬剤投与と清潔保持、衣服交換 □好みのもの・口あたりのよい・飲み込みやすい・甘めの食事等の工夫 □本人の自由な動きを見守り、手助けした（体位変換含む） □補助具、ベッドマットの導入や工夫 □体調をよく観察し、フィジカルアセスメントする	□呼吸困難があっても全体的に本人の表情がおだやかであった □清潔が保持されていた □少しでも口から食べることができた □褥瘡が発生しなかった □肺炎や骨折などの合併症がなかった
心理・精神的問題	□本人のBPSD（認知症の行動・心理症状）に対するケア □家族のBPSDに対する対応やケアの相談にのる	□本人のBPSDが軽減した □家族がBPSDに対してやさしい対応ができた
スピリチュアルペイン	□本人の人生、残された人生の語りを聞く □本人の写真や昔話を共に回想する □本人と家族のかかわり、関係について調整する □他者との面会・交流の場を設ける □つらさを観察し、苦痛を察する	□本人の大切な人生価値がわかった □本人の満足した表情がみられた □他者と交流ができ孤独ではなかった
デスマネジメント	□予後について医師からの説明を本人にもわかるように伝える □本人の反応や言動から死の受容過程を察して、本人に確認する	□本人の死への恐怖が軽減できた □本人なりの死の受け止めができた
喪失・悲嘆・死別ケア	□認知症を抱えながら看取ることに対する家族の悩みの相談にのる	□家族が想いを表出できた
家族・親族との関係調整・死別サポート	□本人の意思を常に確認して、本人が嫌がることはしないように介護者と連絡調整 □本人の意思と家族の意思の調整を行う □本人の後見人を確認、手続きを促す □グリーフケア	□本人の意思を尊重して意思を決定する者（代理人）が明確になった □家族・代理人がエンド・オブ・ライフケアに満足していた □家族、代理人が本人との別れに納得できた □家族・代理人が自分の人生を前向きに歩むことができた

島内節 編著：現場で使える在宅ケアのアウトカム評価－ケアの質を高めるために－．ミネルヴァ書房，京都，2018：86，88よりケア・ニーズを一部引用して内田が改変

第4章 事例で解説　在宅で発生しやすい問題とニーズの対応方法・連携

コラム

最期までパーソン・センタード・ケア

　英国の心理学者トム・キットウッド氏は、パーソン・センタード・ケア（認知症をもつ人を人として尊重し、その人の立場、その人中心の最善のケア）を提唱しています。認知症の人と最期までかかわっていくと、揺るぎない愛のかたちがみえてきます。そして、ありのままのその人らしさのなかから、私たちは人としての生き方、ケアのあり方を学び、成長します。多くの試練があっても、最期までパーソン・センタード・ケアを忘れずにいましょう。

（内田陽子）

事例紹介

Nさん、80歳代、女性。6年前よりアルツハイマー型認知症を発症。重症度はFAST6（やや高度）

Nさんは、自宅で息子夫婦と同居しています。自宅生活では、ヘルパーやデイサービス、ショートステイを利用していましたが、肺炎を何度も併発して入退院を繰り返していました。入院中、担当医から家族に、「ほかに病気があるというより、認知症の進行が原因で飲み込みが悪くなっているので、改善は期待できません。終末期です。胃瘻にするか考えてください」と説明がありました。

1．退院からエンド・オブ・ライフケア開始に向けたチーム体制づくりまで

1）ケア・対応のポイント

ポイント① 認知症の人が死に至る過程を理解して予測的にかかわる

●認知症はいずれ死に至る病である

すでに述べたとおり（p.159、**図1**）、認知症の人のたどる軌跡は長期間にゆっくりと機能が低下していきます。症状が激しく、本人や家族もさまざまな困難に直面する軽度から中等度の時期を経て、徐々に歩くことや話すこと、座ることも難しくなる高度の認知症になり、食べることもできなくなり死に至ります。認知症の人にケアを提供する専門職として、このたどる軌跡を予測しながら、認知症の人のエンド・オブ・ライフケアを意識して実施することが重要になります。

ポイント② 認知症であっても本人の意思を確認し、その実現を図る

●認知症が重度にならないうちに、早めに意思を確認する

進行した認知症では自分の意思表明をはっきりと確認しづらくなります。どこまでの医療を望むのか（透析導入、人工呼吸器装着、心肺蘇生実施などについての希望の有無）、どこで最期を迎えたいのか、自分の力だけでは生活できなくなったときはどんなふうに介護を受けたいのかなど、少しでも認知機能が保たれている軽度認知障害（MCI）や初期の認知症のときに、これからのこ

とについて本人の意思を確認し、話し合っておく（アドバンス・ケア・プランニング：ACP）ことができれば、その後の意思決定の際に代理意思決定をする家族の負担軽減になります。

ポイント③ 認知症の人のACPを支援するツールを活用する

●みんなで共有できるケアパスで書面に残す

高齢者住まい（サービス付高齢者住宅など）におけるACPを支援するツールとして、筆者らはさまざまな場で活動する老人看護専門看護師と協力して、『本人の意思を尊重する人生の最終段階に向けたEOLCパス』を作成しました（**図2**）。

このパスでは、高齢者住まい入居時から高齢者本人を主体とし、価値観や生活史をふまえて今後どのような暮らしをしたいのか、どのような医療を受けたいのかを本人目線で家族・多職種の話し合いを促進することを目的としています。このパスでは、本人の意思を確認したら項目にチェックして記録に残る方式となっています。

ポイント④ 自宅でのエンド・オブ・ライフケアの意思確認

●決定したら迅速にケアプランを立案する

2）ケア・対応の実際

担当ケアマネジャーは、Nさんは終末期に移行しつつあることをふまえ、退院とその後の意思確認とケアプランの見直しを行いました（**図3**）。

2．エンド・オブ・ライフケアの実施

退院したNさんは、自宅で息子夫婦の介護と介護サービスの支援を受けて、何とか誤嚥性肺炎の悪化もなく1か月が経過しました。

息子夫婦からは、「毎日食事の介助やおむつの交換をしているが、これだけでよいのかと思うことがある」と相談を受けました。

図2　本人の意思を尊重する人生の最終段階に向けたEOLCパス

使用方法：職員の方が本人とお話をされて実施し、チェックしてください

入居時（　年　月　日）から月に1回	体が衰えてきたとき（　年　月　日）から月に1回	人生を終えたとき（　年　月　日）
私の意思・思い	今後の私が望むこと	振り返り

入居時（　年　月　日）から月に1回 — 私の意思・思い

1．私のこと
■性別（男、女）
■家族構成
（　　　　　　　　　　　　）
■もしもの時に任せたい人
（　　　　　　　　　　　　）
■人生の歴史
（　　　　　　　　　　　　）

2．私の望む暮らし
■生活のペース
（　　　　　　　　　　　　）
■余暇のこと
（　　　　　　　　　　　　）
■継続したい習慣・こだわり
（　　　　　　　　　　　　）

3．私の望む医療
■延命治療を望むか
　□人工呼吸器（口や喉から管を入れる）
　　はい・いいえ・まだ決められない
　□心臓マッサージ
　　はい・いいえ・まだ決められない
■口から食べられなくなったとき
　□胃瘻
　　はい・いいえ・まだ決められない
　□点滴
　　はい・いいえ・まだ決められない
■病気が悪くなったとき
　□救急車を呼ぶか
　　はい・いいえ・まだ決められない
　　そのときの状況に応じて決めてほしいです

体が衰えてきたとき（　年　月　日）から月に1回 — 今後の私が望むこと

1）身支度について
　□着替えを手伝ってください
　□お風呂に入るのを手伝ってください
　□体を拭いてください
　□髪を整えてください
　□その他（　　　　　　　　　　　）

2）歩いたり動いたりについて
　□補助具や車椅子での移動を手伝ってください
　□足や体の運動を受けたいです
　□その他（　　　　　　　　　　　）

3）食べることについて
　□飲み込みやすい食事にしてください
　□好物はできる限り食べたいです
　□点滴をしてもらいたいです
　□胃に管を入れて栄養を摂りたいです
　□口を綺麗にしてください
　□その他（　　　　　　　　　　　）

4）トイレ・排泄について
　□トイレに連れて行ってください
　□ポータブルトイレの使用を手伝ってください
　□おむつをこまめに交換してください
　□尿が出にくいときは管を入れてほしい
　□その他（　　　　　　　　　　　）

5）自分の体について
■今の症状を教えてください
⇒□痛み　□苦しさ　□他症状
　□体重　□その他（　　　　　　　　）
■残された時間について教えてください
■うけたい医療について聞いてください
■その他（　　　　　　　　　　　）

6）その他の願い
■最期の場所について
⇒□ここで暮らし続けたい
　□入院したい　　　□別の施設で暮らしたい
　□自宅に帰りたい　□その他（　　　　　）

人生を終えたとき（　年　月　日） — 振り返り

1）苦痛のこと
□最期は苦しまなかった
□最期まで苦しんだ

2）満足した最期
□遺族は満足していた
□遺族は不満であった

□職員は満足していた
□職員は不満であった

今後のサービスを考えましょう

外部サービス（住宅に住みながら受けられる）
□ヘルパーさんに来て欲しい
□デイサービスに行きたい
□医師に来て欲しい
□看護師に来て欲しい
□リハビリに行きたい
□その他（　　　　　　　　　　　）

戸谷幸佳，内田陽子，梨木恵実子，他：高齢者向け住まいにおけるACPを支援するEOLCパス原案の作成. 日本エンド オブ ライフケア学会 第3回学術集会プログラム・抄録集 2019：122より引用
（本研究は内田陽子科学研究費（課題番号16K12235）の一部）

第4章　事例で解説　在宅で発生しやすい問題とニーズの対応方法・連携

図3　Nさんのエンド・オブ・ライフケアを支えるチーム

【Nさん、息子夫婦の意思確認】
●確認したこと
・今後どのように生活をしたいか
・どこまでの医療を希望するのか
・最期をどこで迎えたいのか
Nさん⇒現在は意思をはっきり表明できないが、元気だったころのNさんを息子夫婦に思い出してもらい「お父さん（夫）と建てたこの家が何よりも大好き、ずっとここにいたい」「治らない病気になったら自然に任せたい」と語った。また、食べることが好きだったNさんの推定意思を尊重し、胃瘻増設はせず退院して自宅で看取る方針となった

【ケアプランの見直し、多職種の連携】
・担当ケアマネジャーはNさんのニーズを「大好きな自宅で最期まで暮らしたい」「無理のない範囲で食事を楽しみたい」ととらえ、そのニーズを充足するため多職種カンファレンスを行い、それぞれの役割を下図のように調整した

病院(退院指導)
・看護師：生活上の注意点
・管理栄養士：家庭でできる誤嚥しにくい食事レシピの指導
・理学療法士、作業療法士：安楽・誤嚥しにくいポジショニングの指導

主治医
・診察
・病状の説明
・苦痛の緩和
・死亡確認

歯科医師・歯科衛生士
・嚥下訓練
・口腔ケアの指導

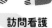
訪問看護
●訪問介護と連携して
・嚥下訓練
・口腔ケアの実施
・排泄ケア
・安楽な体位のポジショニング
・褥瘡予防
●主治医と連携して
・病状の観察・苦痛緩和
・本人・家族への病状の説明
・緊急時・死亡時の対応
・エンゼルケア

ケアマネ
・Nさんのニーズの把握
・介護サービスの調整

Nさん・息子夫婦

デイサービス・ショートステイの利用
・社会との交流
・家族のレスパイト

福祉用具
※ADLの変化に応じて
・車いす(普通型→リクライニング型)
・介護ベッド
・エアーマット

訪問介護
●訪問看護と連携して
・嚥下訓練
・口腔ケアの実施
・嚥下食の作成
・排泄ケア
・安楽な体位のポジショニング

1）ケア・対応のポイント

ポイント⑤ 認知症のエンド・オブ・ライフケアの基本は、ていねいで安心感を与えるケアを繰り返し行う

　死が近づいた認知症の人は、声かけに対する反応が乏しくなったり、寝たきりになることが多く、何もしてあげることはないように感じてしまうこともあります。しかし、認知症の人が自分でニードを満たすことができない状況のなか、認知症の人の言葉だけでなく表情（顔をしかめるなど）や身体の緊張・こわばりの有無、息切れなどの非言語的な表現から、快・不快を読み取り、ていねいで安心感を与えるケアを毎日継続することはとても重要なことです。

　また、機能が衰えていても、本人や家族の希望を叶えるためのケアを提案・実施することも専門職として大切な姿勢であると考えます。

| ポイント⑥ | 認知症の人がたどる長い経過のなかで、本人・家族の思いを支える |

認知症の発症から終末期までの長い期間を介護してきた家族の思いはさまざまです。これまでの労をねぎらい、残された時間を本人・家族とも悔いのないよう生活できるように支援していきます。

2）ケア・対応の実際（図4）

①誤嚥予防を考えたポジショニング

基本は「好きな時間に好きなものを好きなだけ食べる」ことです。無理強いはしません。そして、飲み込みやすくするケアを行います。

Nさんは覚醒しているときは声かけに開眼し、うなずきや、食事を口元まで運ぶと口を開けることもできていました。そのため、訪問看護師は覚醒状態に合わせて食事介助を行うこと、Nさんの身体機能をアセスメントし、安楽かつ誤嚥しにくいポジショニングを検討し家族や多職種と共有しました。

また、家族が毎日ていねいに行う介護が、Nさんの安心や心地よさにつながっていることを繰り返し伝えました。

②本人・家族等が悔いのないよう生活できる支援

息子夫婦から、「来月が母の誕生日なので、離れて住む孫や親戚を集めて誕生日会をしたいが大丈夫だろうか？」と相談がありました。

Nさんの誕生会に向け準備を進めるなか、Nさんの人となりを振り返り、「人をもてなすことが好きだった」「みんなで食卓を囲むことが喜びだった」という思い出が息子夫婦から聞かれました。そこで、座位保持が難しくなっているNさんでも皆が揃う食卓につけるように車椅子の検討と、Nさんも一緒に楽しめる、「晴れの日」の食

図4　Nさんが安心して食事を摂取できるためのポジショニングと声かけ

●座位の場合

そり返った姿勢ではむせやすい　　　少し前かがみの姿勢がよい

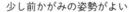
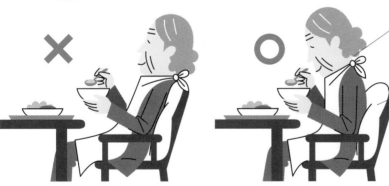

頸部前屈（少し顎を引いた状態を保つ）を基本にポジショニングを行う

体勢の崩れを防ぐためや安楽のためのクッションやビーズ枕（軽くて肌触りがよく、体の形にフィットしやすい）などを椅子と身体の隙間に入れる

●臥位の場合

Nさんの視界に入り、そのつど声をかけてから口腔内に食物を運ぶ。反応が得られないときは、声かけにあわせて手のひらや背中にタッチングを行い、介助者の存在をNさんに認識してもらい覚醒を促す

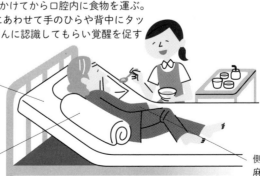

ベッド上で介助を行う場合は90度より30〜45度の頭側挙上のほうが誤嚥しにくい

側臥位の場合、背中を支える細長いクッション（丸めたタオルなどでも可）を入れる

側臥位をとる場合、麻痺があれば麻痺側を上に、なければ原則右側臥位をとる（図は麻痺側が上）

中田まゆみ：栄養・食事指導. 福地總逸, 小平廣子 編, 改訂版 訪問看護実践マニュアル－問題点とその対応－. 医薬ジャーナル社, 大阪, 2004：237, 239を参考に作成

事の準備を進めました（図5）。

誕生会には親戚や近所の人も訪れ、Nさんを囲んで食事や思い出話を楽しみ、Nさんも嬉しそうな表情を見せました。息子夫婦は「母が認知症になってからは人を家に招いたり、大勢で食事をすることもなくなっていた。いろいろ大変なこともあったけど、ここまで頑張ってきてよかった」と涙ぐむ場面もみられました。

3．臨死期から死別まで

Nさんのエンド・オブ・ライフケア開始から半年が経過し、眠っている時間が多くなり、食事の摂取量も減少してきました。

息子夫婦からは「痩せてきているのがわかる。覚悟はしてきたが、いざというときどうしたらいいか不安もある」との発言がありました。

1）ケア・対応のポイント

ポイント⑦ より死が近づいていることを家族に伝え、死別への準備を整える

認知症の人に死が近づくなかで、介護を続ける家族の不安や悲しみは強まることが予測されます。家族の受け止めや悲嘆の状況に配慮しながら、看取りに向けて出現しやすくなる症状などを伝え、臨死期では本人の苦痛は減少していくことや、反応はなくても聴覚は最後まで残っていることから声かけは続けることなどを説明し、少しずつ家族の心の準備を進められるよう支援します。

表2は、看取り期にみられる徴候をまとめたものです。理解を促すために、図や絵、パンフレットなどを活用してもよいでしょう。これらを参考に、家族へわかりやすく、専門用語を用いずに説明します。最期をどのように迎えたいのか（着せたい衣類はあるのか、誰に連絡をするのかなど）を確認する項目などを設けるとより具体的な準備ができ、家族の準備が整う助けになります。

また、食事や水分を経口摂取できなくなった場

図5　座位保持が難しくなっているNさんでも皆が揃う食卓につける工夫
●座位保持が難しい場合でも使用できる車椅子の選択

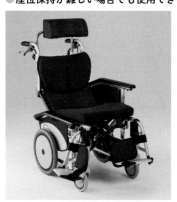

⇒リクライニングのできる車椅子
自力での座位保持が困難な利用者でも乗車可能な車椅子。福祉用具でレンタルも可能。行きたい場所や家族団欒に参加するときなど、重度の認知症になっても社会とのつながりをもつ機会を提供できる

写真は例としてオアシスポジティブシリーズ
ティルト＆リクライニング車いす
OS-12TRSP（株式会社松永製作所）

●Nさんの「晴れの日」を彩る嚥下食
Nさん秘伝のあんこを使った桜餅を、嚥下食のレシピ集を参考にしてもらい家族が作った。同じあんこを使った料理を誕生日の参加者にも振る舞い、皆で同じ食事を楽しむことができた

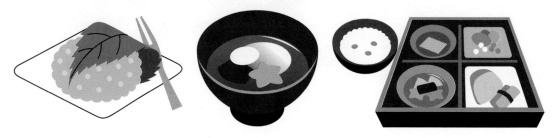

表2　看取り期にみられる徴候

死が近づいていることを示す徴候	・ほぼ寝たきりの状態、または起き上がることが非常に困難 ・非常に衰弱している ・食べたり飲んだりできなくなる ・嚥下が難しくなる ・眠っていることが多くなる
数日～数時間以内に亡くなる可能性を示す徴候	・末梢から皮膚が冷たくなる ・皮膚が冷たくじっとりしている ・四肢末梢の皮膚や口唇にチアノーゼが出現する ・尿量が減る ・意識レベルが低下していく ・喘鳴が聞こえる ・呼吸のパターンが不規則になる（チェーンストークス呼吸など） ・顔色が青白くなる ・顔面の筋肉が弛緩し、鼻がより際立つようになる

森田達也，白土明美：死亡直前と看取りのエビデンス．医学書院，東京，2015：4 より引用

表3　終末期における脱水ケアのポイント

> 点滴や経管水分補給は患者の安寧に役立つか
> 水分補給で改善されうる症状があるか
> 水分補給で悪化しうる症状があるか
> 水分補給は意識レベルや心理面に効果があるか
> 短期間の延命効果をもつか
> 患者家族の希望にそっているか

上記のような項目について検討しながら、輸液過剰による苦痛（浮腫、腹水、吐気・嘔吐、肺水腫症状）に注意し、メリットとデメリットを秤にかけてケアを行うことが求められる。

K.Kキューブラ，P.Hベリー，D.Eハイドリッヒ 編，鳥羽研二 監訳：エンドオブライフ・ケア 終末期の臨床指針．医学書院，東京，2007：27-28より引用

合、脱水症状の緩和などを目的に点滴注射を行うことがあると思います。家族の希望にそって実施することもあるかもしれません。その際、家族は、いつまで点滴を続けることが望ましいのか疑問に思うこともあります。終末期の人に対し点滴注射を行ううえでの考え方の一つとして、終末期での脱水ケアのポイントを挙げます（表3）。

本人・家族の価値観や考え方を尊重しながら、治療が本人の苦痛を増強させてはいないか検討していくことが大切です。

ポイント⑧ 認知症の人へのエンド・オブ・ライフケアを振り返る

どのようなエンド・オブ・ライフケアが望ましいのか、また、どのように評価を行うのかは、認知症の人本人に尋ねることができない状況では正確な評価は難しいといえます。ただし、米国の研究では、認知症の人へのエンド・オブ・ライフケアの評価の指標として、「家族の満足度」「症状マネジメント」「安楽さ」を測定する尺度「End-of-Life in Dementia（EOLD）」[10]が開発されており、筆者らはその日本語版を開発しています。

そのほかエンド・オブ・ライフケアを振り返る方法には、看取り後に多職種や家族が参加してカンファレンスを実施（デスカンファレンス）したり、遺族にアンケートを行うなどの方法があります。振り返りを行うことは、遺族だけでなく、かかわった専門職の心理的疲労の軽減や、今後取り組むエンド・オブ・ライフケアの質向上につながると考えられます[11]。

2）ケア・対応の実際
①臨床期のケアの実際

訪問看護師は主治医に状態を報告し、Nさんはより死が近づいている状態（臨死期）であることを確認しました。また、家族に支援が必要であることもアセスメントし、ケアマネジャーと相談し、ケアプランを図6のように修正し、周知徹底を図りました。

②死別後のケア

Nさんは、息子夫婦が手を握るなか、自宅で穏

図6　Nさん・家族のケアプラン

●寝ている時間が多くなっているNさんの苦痛緩和
・エアマットレスの導入
・Nさんが安楽に過ごせるポジショニングを細やかに行う
・四肢の重みを軽減できるようにクッションを配置する

●四肢の重みを軽減できるポジショニングの例
・上肢は腕の重さ全体がクッションにのるように、しっかり差し込む
・下肢全体の重さがクッションにのるように、大腿部の付け根からしっかり差し込む

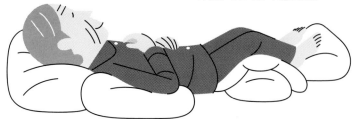

やかに看取られました。エンゼルケアには主に息子の妻がかかわり、Nさんが自分で仕立てた浴衣を着せて旅立たれました。

　亡くなる1週間前には、高齢になって会うことができていなかったNさんの妹が自宅を訪れ、Nさんも微笑む様子がみられました。息子夫婦からは、「最期はほとんど食事も摂れなかったけれども、わが家伝統のあんこをおいしそうに食べてくれて、死に顔も穏やかだったし、少しは親孝行できたかなと思う」との言葉がありました。

　Nさんの様子や家族の言葉をふまえて、ケアマネジャーを中心に息子夫婦にも参加してもらい、多職種でデスカンファレンスを行いました。

　このカンファレンスの積み重ねにより、認知症の人のエンド・オブ・ライフケアの実績が増えることにつながります。

（戸谷幸佳）

引用文献

1. BRAVE ANSWER：2025年問題とは？　医療介護の問題や対策，厚生労働省の対応を解説．
https:/brave-answer.jp/16223/（2020/2/20アクセス）
AERA dot：2030年には47万人が「死に場所難民」に！病院でも家でも死ねない人が続出
https://dot.asahi.com/dot/2016091900024.html（2020/2/20アクセス）
朝日新聞　迫る2025ショック取材班：日本で老いて死ぬということ．朝日新聞出版，東京，2016.
2. 川原礼子，佐々木明子，齋藤美華：看護におけるend-of-life care教育システムの再構築への提言　スウェーデンにおける予想される死への看護師による死亡確認の現状から．看護研究 2015；48（6）：596-604.
3. 平木尚美，百瀬由美子：スウェーデン王国の認知症高齢者の終末期ケアの実態と課題－ストックホルムの高齢者ケアシステムと訪問医療「ASIH」からの学び－．愛知県立大学看護学部紀要 2010；16：59-66.
4. National Institute in Aging：What are palliative care and hospice care?.
https://www.nia.nih.gov/health/what-are-palliative-care-and-hospice-care（2020/2/20アクセス）
5. WHO：Definition of Palliative Care.
https://www.who.int/cancer/palliative/definition/en/（2020/2/20アクセス）
6. Schimidin E, Oliver D：Palliative care as a human right：what has the prague charter achieved?. Euro J Palliative Care 2015；22（3）：141-143.
7. プラハ憲章．ヨーロッパ緩和ケア学会（EAPC）・国際ホスピス緩和ケア学会（IAHPC）・世界緩和ケア学会（WPCA）・ヒューマン・ライツ・ウォッチ（HRW）の共同発表，2012.
8. 関口健二：Jan Geriatr Soc 2002. JPMD.1221o73
9. 厚生労働省：アドバンス・ケア・プランニングとは．
https://square umin.ac.jp/new1008 html（2020/2/20アクセス）
10. Ladislav V, Ann CH, Zuzka VB：Scale for Evaluation of End-of-Life Care in Dementia. Alzheimer Dis Assoc Disord 2001；15（4）：194-200.
11. 宮下光令：明日への看護に生かすデスカンファレンス⑫　デスカンファレンスのまとめ．看護技術 2010；56（14）：1384-1390.

包括的BPSDケアシステム®
評価票

包括的BPSDケアシステム®評価票　2020年1月版 （詳しくは群馬大学大学院老年看護学研究室ホームページ〈bpsd.jp〉参照）

No1

ID番号　□－□□－□□□

1．BPSDの項目（3項目）

評価項目	アセスメント番号 過去1週間の行動に最もあてはまるものを選択してください	月	日	アウトカムを高めるケア ☑実施したらチェックする	月	日	アウトカム判定
①笑顔 笑顔が見られますか？	0：毎日笑顔が見られる 1：ほぼ毎日笑顔が見られる 2：時折笑顔が見られる 3：あまり笑顔が見られない 4：全く笑顔が見られない その他（　　）			□原因・背景の追求 □本人の好きな活動や会話を取り入れる □温浴、マッサージなどの快適ケア □スキンシップ □歌や趣味活動の実施 □回想法 □医師の主疾患の治療調整 □医師の薬剤の調整・検討 □その他（　　）			□最高値持続 □改善 □維持 □悪化 □最低値持続
②BPSD－心理症状* どの程度ありましたか？	0：全くない 1：まれにある（2日以内の短期間） 2：時にある（3日以内の短期間または3日以内の終日） 3：しばしば（3日以上のほぼ終日） 4：毎日ある その他（　　）			□原因・背景の追求 □環境整備 □訴えを聞き、サインをキャッチする □安心させる優しい声かけ □薬の適切な量の処方と服薬状況の確認 □妄想から現実に戻るような声かけ □今の不安を受け止める □医師の主疾患の治療調整 □医師の薬剤の調整・検討 □その他（　　）			□最高値持続 □改善 □維持 □悪化 □最低値持続
③BPSD－行動症状* どの程度ありましたか？	0：全くない 1：まれにある（2日以内の短期間） 2：時にある（3日以内の短期間または3日以内の終日） 3：しばしば（3日以上のほぼ終日） 4：毎日ある その他（　　）			□原因・背景の追求 □環境整備 □訴えを聞く □安心させる優しい声かけ □薬の副作用の確認 □今の不安を受け止める □排徊に付き合う □散歩をする □不快なものを取り除く □医師の主疾患の治療調整 □医師の薬剤の調整・検討 □その他（　　）			□最高値持続 □改善 □維持 □悪化 □最低値持続

*心理症状とは、不安、焦燥、幻覚、妄想、抑うつ、意欲低下などがある
*行動症状とは、徘徊、不潔行為、収集癖、暴言、暴力、介護への抵抗などがある

2. 生活・セルフケア行動の項目（9項目）

評価項目	アセスメント番号 過去1週間の行動に最もあてはまるものを選択してください	月	日	アウトカムを高めるケア ☑実施したらチェックする	月	日	アウトカム判定
①身づくろい 自分で身づくろいができますか？	0：自分で身づくろいができる 1：物品の準備、声かけや見守りがあればできる 2：顔を拭くなど一部動作はできるが、部分的介助が必要 3：自分ではできず全介助が必要 4：身づくろいはできない（拒否も含む） その他（　　）			□原因・背景の追求 □模範を示す □物品を整える □声かけ □少し手を添えて介助する □その他（　　）			□最高値持続 □改善 □維持 □悪化 □最低値持続
②入浴 自分で入浴ができますか？	0：自分で入浴ができる 1：入浴員の準備、声かけや見守りがあればできる 2：体を洗うなど一部の動作はできるが、浴槽の出入りなど部分的介助が必要 3：自分ではできず全介助が必要 4：入浴はできない（拒否も含む） その他（　　）			□原因・背景の追求 □入浴環境の工夫 □馴れた担当者が介助に入浴 □好きな時間に入浴 □混乱しないよう声かけ・誘導 □プライバシーの確保 □その他（　　）			□最高値持続 □改善 □維持 □悪化 □最低値持続
③食事 自分で食事ができますか？	0：自分で食事ができる 1：食事を準備し、声かけや見守りがあればできる 2：食べ物を咀嚼、飲み込みなどはできるが、口に運ぶため部分的介助が必要 3：飲み込みも悪く全介助が必要 4：経口摂取はできない（胃瘻造設、IVH、拒否も含む） その他（　　）			□原因・背景の追求 □スプーン、箸、皿、コップの工夫 □食事内容（とろみ、ソフト食）の工夫 □少しずつ食事を出す □本人のペースに合わせた介助 □見守り・声かけ □行動誘発刺激（コップを手に持たせる、口に食事を持っていく）など □食事に集中できる環境をつくる □その他（　　）			□最高値持続 □改善 □維持 □悪化 □最低値持続
④トイレでの排泄 自分でトイレで排泄ができますか？	0：自分でトイレで排泄できる 1：物品の準備、排泄を促す声かけや見守りがあればできる 2：臀部を拭くなど一部の動作はできるが、移動やズボンの上げ下げなど、部分的介助が必要 3：トイレして排泄はできるが全介助が必要 4：トイレしての排泄はできない（始終オムツ・留置カテーテル使用も含む） その他（　　）			□原因・背景の追求 □排泄のサインを把握する □排泄に合わせた声かけ、誘導 □トイレの場所をわかりやすくする □排泄アセスメント（回数・時間） □手すりや便器の工夫 □すみやかなパッド・オムツ交換 □声をかけながら介助する □化粧・身だしなみを介助する □その他（　　）			□最高値持続 □改善 □維持 □悪化 □最低値持続

項目	評価尺度	原因・背景の追求	評価
⑤歩行・移動 自分で歩行や移動ができますか？	0：自分の足で歩行し、移動できる 1：杖や歩行器などを使用し、移動できる 2：車いすの操作、手引き歩行などできる動作もあるが、移乗や立ち上がりなど部分的介助が必要 3：自分で車いすの移乗はできず、全介助が必要 4：ストレッチャーやベッド移送が必要 その他（　　　）	□原因・背景の追求 □シルバーカー、歩行器の使用 □車いすの準備と使用の声かけ □手すり・持てところの工夫 □迷子にならないための工夫 □リハビリテーション、体操 □手引き歩行 □同伴して歩く □散歩、外出機会の提供 □定期的に車いすに移乗 □その他（　　　）	□最高値持続 □改善 □維持 □悪化 □最低値持続
⑥休息・睡眠 自分で調整して休息や睡眠が取れていますか？	0：自分で疲労する前に調整して休むことができる 1：疲れたら自分から休むことができる 2：人に促されたら休むことができる 3：薬を服用すれば休むことができる 4：休むことができない その他（　　　）	□原因・背景の追求 □本人の訴えをよく聴く □昼間、日光に当たる □活動の促進（散歩・レクリエーション・リハビリ等） □内服薬の副作用チェック □不快感・痛みの除去 □ベッドに寄り添い、スキンシップ □その他（　　　）	□最高値持続 □改善 □維持 □悪化 □最低値持続
⑦金銭管理 自分で金銭管理ができますか？	0：自分ですべての金銭管理ができる 1：日常の金銭管理ならば助言がなくてもできる 2：助言や身守りなど、部分的に介助が必要 3：金銭管理を全面的に代行する必要がある 4：金銭を全く扱っていない その他（　　　）	□原因・背景の追求 □お金の使い方を一緒に考える □買い物や銀行に付き添う □メモの活用 □支払いは通帳引き落としにする □家族・知人に協力を求める □成年後見制度の活用 □その他（　　　）	□最高値持続 □改善 □維持 □悪化 □最低値持続
⑧事故防止 自分で事故を防止することができますか？	0：自分で防止できる 1：環境整備、声かけ、誘導をすれば、防止できる 2：誘導・監視をするなど、部分的に介助が必要 3：常に他者の誘導・監視をする必要がある（事故が起こる） 4：事故を防止できない（事故が常に起こる） その他（　　　）	□原因・背景の追求 □リスクアセスメント □本人の周囲に危険なものを置かない □本人の行動を見守る □転倒感知装置の導入 □飲み込みやすい食事の工夫 □IH（電磁調理器）導入 □タイマーの活用 □メモや注意書きの活用 □その他（　　　）	□最高値持続 □改善 □維持 □悪化 □最低値持続

評価項目	アセスメント番号 過去1週間の行動に最もあてはまるものを選択してください	月 日	アウトカムを高めるケア ☑実施したらチェックする	月 日	アウトカム判定
⑨服薬管理 自分で服薬管理ができますか？	0：自分でできる 1：声かけや見守りがあればできる 2：一部動作はできるが、部分的介助が必要 3：自分ではできず全介助が必要 4：服薬できない（拒否も含む） その他（　　　）		□原因・背景の追究 □薬の種類や回数を減らす・中止する □飲み込みやすいように薬の形態を工夫 □ゼリーやとろみ付き飲料を使用 □一包化する □カレンダーを使う □声かけを工夫する □介助の工夫（　　　） □その他（　　　）		□最高値持続 □改善 □維持 □悪化 □最低値持続

3. その人らしさの項目（6項目）

評価項目	アセスメント番号 過去1週間の行動に最もあてはまるものを選択してください	月 日	アウトカムを高めるケア ☑実施したらチェックする	月 日	アウトカム判定
①外見の保持 外見はその人らしさが保たれていますか？	0：毎日保持できている 1：ほぼ保持できている 2：保持できている・できていないが同じくらいある 3：保持できていないことが多い 4：保持できていない その他（　　　）		□原因・背景の追求 □なじみの服を持ち込む □整容を行う □着衣・着脱を整える □化粧を行う □他者との交流の場 □その他（　　　）		□最高値持続 □改善 □維持 □悪化 □最低値持続
②あいさつ あいさつした時の反応はいかがですか？	0：自分から相手にわかる言語と表情で返事ができる 1：言葉ははっきりしないが、うなずくなどの反応ができる 2：何らかの反応ができる 3：反応が少ないことが多いが、時に何らかの反応がある 4：常に反応がない その他（　　　）		□原因・背景の追求 □毎日笑顔ではっきりとあいさつする □目を見て話す □個別にかかわる時間を多くする □スキンシップ □頻回に交流し、なじみの関係をつくる □その他（　　　）		□最高値持続 □改善 □維持 □悪化 □最低値持続
③意思表示 意思表示ができていますか？	0：毎日自分で意思表示できる 1：自分で意思表示できることが多い 2：声かけしてもらえればできる 3：声かけしても時々できないことがある 4：常に意思表示できない その他（　　　）		□原因・背景の追求 □意思をよく聴く □意思表示のため、家族・職員に働きかける □その都度説明を行い、同意を得る □外出・外泊の機会を持つ □帰宅できるよう在宅支援を調整する □信教の継続 □反応からニーズを予測 □その他（　　　）		□最高値持続 □改善 □維持 □悪化 □最低値持続

評価項目	アセスメント		アウトカムを高めるケア	アウトカム判定

④コミュニケーション（意思の疎通）
コミュニケーションが成り立ちますか？

0：毎日成り立つ
1：ほぼ成り立つ
2：成り立つ時と成り立たない時が、同じくらいある
3：ほとんど成り立たない
4：成り立たない
その他（　　　）

□原因・背景の追求
□目を見て話す
□訴えを聴く
□興味のあることを語りかける
□回想法
□スキンシップ
□感情に働きかける
□個別にかかわる時間を多くする
□本人特有のサインを引き出す
□その他（　　　）

□最高値持続
□改善
□維持
□悪化
□最低値持続

⑤役割の発揮
役割を発揮していますか？

0：毎日、発揮している
1：週に数回程度、発揮している
2：月に数回程度、発揮している
3：2～3カ月に数回程度、発揮している
4：全くない
その他（　　　）

□原因・背景の追求
□お絞りたたみなどの役割提供
□過去の習慣や特技を生かした役割の実現
□家族への協力依頼
□役割発揮に対して褒める、感謝する
□レクリエーション
□行動を誘発できる道具や環境の工夫
□その他（　　　）

□最高値持続
□改善
□維持
□悪化
□最低値持続

⑥趣味・生きがいの実現
趣味や生きがいを実現する機会がありますか？

0：ほぼ毎日ある
1：週に数回程度ある
2：月に数回程度ある
3：2～3カ月に数回程度ある
4：全くない
その他（　　　）

□原因・背景の追求
□本人の過去・生い立ちの理解
□レクリエーション
□道具の工夫
□個別的な企画の実施
□その他（　　　）

□最高値持続
□改善
□維持
□悪化
□最低値持続

4. 介護者の項目（3項目）

評価項目	アセスメント 過去1週間の行動に最もあてはまるものを選択してください	月日	アウトカムを高めるケア ☑実施したらチェックする	月日	アウトカム判定
①認知症・障害*の受容 介護者は本人を受け入れていますか？	0：受容してる 1：一部受容しているが、割り切りやあきらめが見られる 2：受容できず、混乱・怒り・拒絶が見られる 3：認知症であることを知り、戸惑いや否定が見られる 4：認知症であることも知らない その他（　　　）		□原因・背景の追求 □日頃から声かけ、交流を頻回にもつ □相手を理解しようと努める □介護者の不満を聴く □介護者に休む時間を提供する □家族会の紹介 □その他（　　　）		□最高値持続 □改善 □維持 □悪化 □最低値持続

*認知症・障害は認知症の診断がなくても軽度の認知機能障害があればそれも含む

項目	評価	対応	経過
②接し方・介護方法の取得 介護者は本人に応じた接し方や介護ができていますか？	0：認知症・障害を理解して介護ができている 1：認知症・障害をおおよそ理解して介護できている 2：一般的な介護はできるが、認知症・障害を理解した介護はしていない 3：簡単で一般的な介護のみできている 4：簡単で一般的な介護もできていない その他（　　　　）	□原因・背景の追求 □介護方法について相談・教育 □介護者がわかりやすい方法を共に考える □介護者ができていることを褒める □介護者の訴えをよく聴く □サービス利用の紹介 □家族会の紹介 □その他（　　　　）	□最高値持続 □改善 □維持 □悪化 □最低値持続
③疲労の様子 介護者は疲労が見られますか？	0：疲労はない 1：軽度の疲労が見られる 2：疲労していることが多い 3：かなりの疲労が見られる 4：疲労で治療の必要がある その他（　　　　）	□原因・背景の追求 □疲労の訴えをよく聴く □休む時間をつくる □職員同士の協力 □サービスの種類と量の調節 □その他（　　　　）	□最高値持続 □改善 □維持 □悪化 □最低値持続

この評価票は、日本医療研究開発機構（AMED）の課題番号 JP19dk0207033の支援を受けて作成された。
「包括的BPSDケアシステム®」の手引書（評価票の使い方）は、群馬大学大学院老年看護学研究室ホームページ（bpsd.jp）を参照。

索 引

在宅と病院をつなぐ 認知症対応力アップマニュアル

2020年3月24日　第1版第1刷発行	編 著	内田　陽子
	発行者	有賀　洋文
	発行所	株式会社　照林社
		〒112-0002
		東京都文京区小石川2丁目3-23
		電話　03-3815-4921（編集）
		03-5689-7377（営業）
		http://www.shorinsha.co.jp/
	印刷所	共同印刷株式会社

検印省略（定価はカバーに表示してあります）
ISBN978-4-7965-2478-0
©Yoko Uchida/2020/Printed in Japan